U0397800

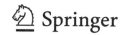

麻醉学的艺术
实用麻醉管理手册

[美]小菲利普·拉森　[美]理查德·A.贾菲　著

邵建林　陈华梅　彭沛华　主译

The Art of Anesthesiology
Practical Anesthetic Management

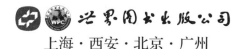

上海·西安·北京·广州

图书在版编目(CIP)数据

麻醉学的艺术：实用麻醉管理手册／(美)小菲利普·拉森,(美)理查德·A. 贾菲著;邵建林,陈华梅,彭沛华译.—上海：上海世界图书出版公司,2020.1
ISBN 978-7-5192-7022-3

Ⅰ.①麻… Ⅱ.①小… ②理… ③邵… ④陈… ⑤彭… Ⅲ.①麻醉学—手册 Ⅳ.①R614-62

中国版本图书馆 CIP 数据核字(2019)第 272202 号

First published in English under the title
Practical Anesthetic Management: The Art of Anesthesiology
by C. Philip Larson Jr. and Richard A. Jaffe
Copyright © Springer International Publishing Switzerland，2017
This edition has been translated and published under licence from
Springer Nature Switzerland AG.

书　　名	麻醉学的艺术：实用麻醉管理手册
	Mazuixue de Yishu: Shiyong Mazui Guanli Shouce
著　　者	[美]小菲利普·拉森　[美]理查德·A. 贾菲
主　　译	邵建林　陈华梅　彭沛华
责任编辑	陈寅莹
出版发行	上海世界图书出版公司
地　　址	上海市广中路 88 号 9-10 楼
邮　　编	200083
网　　址	http://www.wpcsh.com
经　　销	新华书店
印　　刷	上海颛辉印刷厂
开　　本	787mm×1092mm　1/16
印　　张	11
字　　数	175 千字
印　　数	1-2200
版　　次	2020 年 1 月第 1 版　2020 年 1 月第 1 次印刷
版权登记	图字 09-2019-520 号
书　　号	ISBN 978-7-5192-7022-3/ R·527
定　　价	120.00 元

译 者 名 单

主　译

邵建林　陈华梅　彭沛华

译　　者（按姓氏拼音排序）

白文娅　丁妮娜　皇甫俊杰

蒋海燕　李俊杰　秦海燕

孙　清　王玲艳　杨玉娇

秘　书

李俊杰

前　言

　　现代麻醉学，几乎和所有其他医学部分一样，要求从业者尽可能在日常实践中坚持循证医学。这项举措既能规范所提供的大部分治疗流程，也有可能可以提供最高质量的治疗。这对需要麻醉的患者来说具有明显的优势。然而，循证实践的内容和质量都不完善。仔细分析，有时会发现"最佳实践"是有缺陷的。许多基于证据的发现变成了"事实"和日常实践的一部分，而没有被其他研究者验证或重新分析。可以理解的是，研究者们宁愿发表一份"新发现的新研究"，也不愿辛辛苦苦地进行一项研究来证实另一个科学小组已经报道的结果。"最佳证据"也有可能被曲解，不恰当的应用或延伸到所有患者群体，包括未从数据中得到证明适合应用的患者，常导致一些简单的错误发生。后者有一个很好的例子：多年来，一些科学研究相信和支持麻醉会导致老年人出现长期认知功能障碍。最近的一项研究证明了这一结论的谬误[1,2]。一些人认为严格遵守循证实践是"无脑医学"，因为这些官僚规则就是防止偏离标准的协议，而不考虑特定患者的恰当性。

　　由于强调基于证据的麻醉的重要性，那些基于经验或常识的实践被认为是可疑的，而且经常被贬低。此外，一些临床实践不适合用于科学验证，如本手册中将展示的案例。这些麻醉艺术在保持最高质量的麻醉治疗中起着重要的作用。

　　本手册并不是一本综合性的麻醉学教科书。相反，我们在麻醉专业中选择了一些关键的主题，一些普遍被忽视、误解或遗忘的关键点。麻醉学这门艺术包含了许多基于长期有效经验和常识的实践。与麻醉科学相结合，麻醉艺术为麻醉医生提供了更强有力的工具，使他们的实践更安全、更高效，并将给患者带来更大的舒适感。希望读到这本手册的麻醉医生能找到有用的珍贵信息，从而提高他们的教学技能。也期望使用这本手册的麻醉学学生可以了解到麻醉是一门艺术，基于经验的实践原则是合理的、可取的，这不是通过双盲实验和科学验证可以证明的。正如虽然缺乏随机对照试验，但还是继续使用降落伞一样，麻醉医生不应该把对患者的治疗局限于常识和临床经验之外[3]。

小菲利普·拉森

医学博士，外科学硕士

美国加利福尼亚州洛杉矶

理查德·A.贾菲

医学博士，药学博士

美国加利福尼亚州斯坦福

致　谢

本手册有几个章节引自《临床麻醉现状评论》，但有修改，特此感谢弗兰克·莫亚(Frank Moya)博士允许修改和发表这些评论。

目　录

第一章
麻醉前病情评估

外科手术患者的麻醉前病情评估既有科学性又有艺术性。麻醉前病情评估的科学性在所有标准麻醉学教科书中都有很好的记录,都详细描述了病史询问和体格检查中应该包括什么,常规外科手术和麻醉过程,以及特殊内科或外科疾病、特殊外科手术应进行哪些实验室检查。但通常不包括如何使麻醉医生和患者双方沟通更有效或更满意的建议或推荐。在这一章,我们努力与大家分享如何增加麻醉前病情评估的经验,增强患者对麻醉医生的印象和信心,减少由于轻率或误解而导致麻醉治疗发生差错的机会,从而降低患者因为一个不太理想的结果而愤怒和发生纠纷的概率。

电话沟通

麻醉医生与外科患者建立良好关系的最有效方法之一是在计划手术之前的下午或晚上与他/她电话沟通。目前,大多数患者在预定手术日被送入术前准备间,在手术之前很少有机会与麻醉医生进行接触。护士或外科医生在他们进入手术间前会经常遇到患者,并初步了解手术当天的情况。虽然这对患者有利,但因为他们不是提供麻醉治疗的人员,所以无法讨论详细的麻醉计划。

当通过电话联系时,麻醉医生应该先确定是患者他/她本人,并表示他/她已被要求为即将进行的手术接受麻醉治疗。这时,可以礼貌地询问当下是否是讨论麻醉计划的合适时机。只要可能,在接触患者前,麻醉医生应该查看所有可用的医疗记录,包括术前麻醉方案总结。麻醉医生可能会问超出疾病范围的、不包括在病历记录中的问题或不应详细讨论的事情。这样做使得患者需要再次重复已经给出的所有相同信息时会怀疑麻醉医生是否能够胜任。在结束谈话时，麻醉医生应回答患者任何问题并告诉他/她明天将在何时何地见面，并非常愿意和期待为他/她施行麻醉。最后，麻醉医生应该让患者放心，他/她掌握得很好，明天一切都会好起来的。当麻醉医生或护士花时间提前打电话，并且熟悉患者的病史，患者会印象深刻。这有助于与患者建立融洽的关系。当患者出院一两天后，再给患者打个电话，询问其情况，会进一步增加良好的印象。

术前麻醉评估

　　麻醉医生必须全面检查患者的病历，并在术前麻醉评估表或电子病历中记录所有关键问题。这份记录是一份法律文书，在细节上详细地分析它是否包含由于麻醉或外科手术而导致的意外事件，并且把它归档。应该花足够的时间来确保病历完整，并且都和患者、手术相关。使用未经修改的模板和预设词组的电子病历不能充分记录由于麻醉医生意识到患者个体特殊因素而修改的麻醉计划。此外，当一个麻醉医生在10～15 min内就完成了一个复杂病例的术前评估，包括填写评估表、进行体格检查以及签署麻醉同意书，则会给人留下一种粗心、不熟练或不重视的印象。遗憾的是，这种情况经常发生。

　　在与患者初次会面时，麻醉医生应该与患者建立融洽的工作关系。最好的办法就是介绍自己，并指出他/她在患者外科手术或其他治疗方面的角色和作用。然后，麻醉医生应该花时间了解患者：他们为什么要做手术，他们的手术史和并发症情况，曾接受的麻醉类型和结果，过敏史，以及最近的食物或液体摄入情况。经过这些既往史询问的铺垫，向患者询问其家庭成员，包括孩子，他们住在哪里，工作类型，特殊爱好等是恰当的。尽可能完整地了解患者的情况将使麻醉医生能更好地规划手术麻醉过程并和患者建立有效的关系。大多数人喜欢谈论自己，这样做可能会让他们在面对压力和恐惧的时刻变得更轻松。

　　除此之外，麻醉医生在术前访视时必须注意几个关键问题。一是麻醉药的选择。应该告知患者每种合适的、可供选择的选项的利弊。只有那样，患者才能做出明智的决定，他/她是否应该进行全身麻醉或局部麻醉，或者两者的结合,或在适当的情况下进行一些麻醉监护。在术前评估时,还应该告诉患者手术团队的情况,以及从麻醉开始到患者离开恢复室一般会发生什么。如果可能的话,麻醉医生也可以讨论康复和出院时间。最后,建议对气道、心脏、肺部和手术部位进行简短的体格检查。

麻醉知情同意书

当代麻醉实践的缺点之一是,麻醉知情同意书包含于手术同意书内或在手术当天才让患者签字。通常在术前麻醉门诊不能提前签署麻醉知情同意书,因为门诊工作人员不会提供麻醉药,也不能说明具体的麻醉方案。为了解决这个问题,患者通常会从术前麻醉门诊工作人员、麻醉手册和(或)相关的麻醉视频中了解麻醉的概念。在签署麻醉同意书之前,患者应该被告知,不管采取何种方法都有风险,包括所有接受的麻醉药。麻醉医生应询问患者是否想听听麻醉的风险。如果患者说不,或者他/她已经知道了,那么应在同意书上标记注明,并继续让患者签名,然后麻醉医生也要签名。如果患者确实希望了解这些风险,那么应该从最有可能发生的(即喉咙痛、恶心、呕吐等)到罕见的、极不可能发生的进行简短的描述,并告知患者如果这些发生,将予以相应的处理。如果患者在签署同意书之前能有一两天时间考虑具体的麻醉方案,那当然是理想的,但实践起来基本不可能。麻醉医生在跟伴有心律失常、心肌梗死、充血性心力衰竭、1型糖尿病、慢性阻塞性肺疾病或肺纤维化引起的呼吸功能不全、肾功能或肝功能不全、脑血管病史或病态肥胖症等 ASA①Ⅲ级或以上的患者谈麻醉风险时要坦率和诚实。这些患者的麻醉风险更大,必须坦诚地告知患者,同时保证麻醉和手术期间将尽一切努力使患者处于稳定的状态。

名片

无论是在与患者的术前接触开始或结束,麻醉医生都应该给患者一张名

---

① ASA:美国麻醉医师协会的英文缩写,全称为 American Society of Anesthesiologists。

片,其中包含自己的姓名、医疗机构、联系电话和电子邮件地址。有了这张名片,患者将知道麻醉医生的具体姓名,以及在手术后有任何问题时如何与他/她联系。如果没有这些,在一些患者看来,麻醉医生就像"蒙面强盗,在最后一刻进来,提供未知的治疗,并发送了一大笔账单"。

手术医生讨论

　　一般建议在进入手术室之前与手术医生讨论麻醉和手术计划,以确定是否会有任何不同于常规程序的变化。如果这是麻醉医生第一次或第二次与手术医生一起工作,或者其没有与手术医生一起参与手术计划的制订,那么这是很有必要的。对即将发生的事情进行了解,可以避免后来的信息传达错误和处理失误。

其他科室会诊

　　有时,麻醉医生可能需要请求其他科室会诊,例如,在择期手术之前进行肺部或心脏方面的治疗,优化术前准备。重要的是,会诊医生要理解他们到底需要干什么。不幸的是,会诊医生陈述患者"已准备好接受麻醉",或者更糟地推荐一种特定类型的麻醉药,这并不罕见。会诊医生应该明白,他们的作用是在他们的专业领域内发表评论给出建议,这并不包括患者是否适合麻醉。如果你正在咨询关于肺部(心脏等)有病变的患者的情况,一个胸外科医生(或心脏病学医生等)建议,在外科手术前,进一步治疗可以改善患者的肺(心脏等)功能,这将是非常有用的信息。

第二章
全身麻醉的诱导

　　全身麻醉可以通过静脉注射或吸入麻醉药进行诱导。大部分麻醉医生开始麻醉诱导都是通过静脉注射药物，常使用丙泊酚静脉注射。丙泊酚诱导作为优选的原因有：① 大部分患者在麻醉开始前已经建立好静脉通路；② 诱导迅速、有效，并且允许快速注入肌肉松弛药，加速气管插管。这种诱导方法的缺点是麻醉医生必须选择好预先设定好的丙泊酚，并接受它所带来的并发症。假如患者由于心肌抑制和血管扩张出现低血压，麻醉医生需要治疗低血压，或者通过气管插管的刺激释放儿茶酚胺来纠正低血压。不幸的是，大多数麻醉医生常常选择标准剂量的丙泊酚，一次性快速注射会迅速降低血压。即使分次缓慢推注，假如患者存在低血容量或正在服用降压药物，或者并存有心血管疾病，都会出现低血压。然而，目前还没有研究显示这种短暂的低血压长期有什么影响，但经常发生低血压一定有临床意义。

　　吸入麻醉诱导较静脉途径存在的优势是：第一，诱导开始时不需要静脉通路。这是一个非常重要的问题，因为有很大一部分来做手术的患者找不到静脉，甚至没有静脉穿刺位点。如小孩、行化疗的、做过多种手术的、有药物滥用史的、烧伤的、病态肥胖症或那些仅仅是静脉不好辨认的患者。麻醉医生为寻找静脉尝试多次扎针而不成功会引起患者的紧张不安和不愉快。患者不仅因为扎针的疼痛而不高兴，而且他/她会对麻醉医生的技术丧失信心。另外，反复穿刺破坏了后期仅存的静脉。吸入诱导可以在没有建立好静脉通路前安全施行，一旦患者通过吸入途径进入外科麻醉期，体内静脉将充盈，会更容易获得静脉通路。第二，吸入诱导更安全，因为诱导深度可以根据患者的反应进行调整。通过增加吸入麻醉药浓度和增加通气可以加速诱导。假如血压开始降低，可以减少吸入麻醉药的浓度。如果发生诸如心律失常或严重低血压等不良反应，可以关闭吸入药并开始增加通气。由于吸入药的血液和组织浓度很小，患者将迅速从麻醉中苏醒。第三，挥发性麻醉药是完全的麻醉药；它们会产生遗忘，镇痛，镇静和一定程度的肌肉松弛作用。

有多种吸入麻醉药都可以用于麻醉诱导，但是七氟醚是目前用于麻醉诱导的最佳药物。它无刺激性气味，并且由于其较低的血气分配系数（0.6），吸收将很快。它不是气道刺激物，因此在诱导期间不会诱发咳嗽或喉痉挛。诱导可以单独使用七氟醚，也可以联合 50%～60% 的氧化亚氮。在吸入七氟醚之前使用氧化亚氮进行几次呼吸的优点是氧化亚氮是无味的，并且可以产生一定程度的遗忘作用，使得患者在诱导时不会意识到七氟醚的吸入。

如何进行吸入诱导可取得最佳的效果？① 手术室的灯光应该调暗以模拟睡眠环境，并且应指示房间内人员的交谈声和杂音保持在最低限度，直到诱导完成。② 诱导面罩必须紧密地贴合在患者的面部。面罩下夹杂大量的空气会大大延迟诱导。③ 麻醉医生应该使用高气流量，大约 10 L/min 的氧气或氧化亚氮和氧气的对半混合物。使用高流量气体是为了用麻醉气体置换出麻醉回路中 7～8 L 的空气。④ 告知患者像往常一样呼吸。虽然深大呼吸能加速诱导，但除非面罩能非常合适地贴合在患者面部，否则这并不有效。因为深大呼吸在面罩下吸气相时产生更大的负压，假如面罩贴合不紧密，则面罩内外较大的压差会使空气进入面罩内。正常呼吸产生不超过 0.098～0.196 kPa 的面罩内外压差，所以面罩内吸入空气少。在日常临床实践中，面罩与脸之间的封闭性通常很少达到完美。

在吸入诱导开始后 2～3 min 内，可以启动辅助通气以增加潮气量并加速诱导。此后麻醉医生很快就可以过渡到控制通气。这样，通过调节吸入气体的混合比例和通气，麻醉医生可以调节麻醉诱导的速率。即使在有静脉通路的患者中，对有严重并存疾病、生命体征不平稳、由于大失血或脱水导致低血容量的情况，也可能没有更安全的方法来诱导麻醉。如果麻醉医生在麻醉诱导时持续与患者保持沟通，麻醉诱导将会变得更平稳。麻醉医生指令患者吸气，呼气，并嘱其手和腿都不能动。假如这些指令一遍又一遍地重复，患者将平稳地度过诱导兴奋期。一旦患者被麻醉了，麻醉医生可以快速插入气管导管或插入喉罩，并让患者保持自主呼吸或控制通气。在那个时刻，麻醉医生可以建立静脉通路，或者请同事帮忙建立静脉通路。

已有许多研究将丙泊酚静脉诱导和七氟醚吸入诱导进行对比。吸入诱导方式差异大，有些使用 8% 的七氟醚，联合[1-3]或不联合[4,5]氧化亚氮，有的使用肺活量进行诱导[1,3]；有的研究对比老年人[3]，有的对比高血压患者[6]。患者接受吸入诱导的因素有很多，包括使用的技术，害怕打针等。总的来说，当顺利并有效地进行时，大多数患者发现吸入诱导麻醉是可接受的并且在某些情况下是优选的。

总结

每个麻醉医生都应该掌握如何在成人和小孩中以有效、高效和安全的方式施行吸入诱导麻醉。这是一项在训练方案中没有严格教授的技术，因此在社区或大学实践中没有被广泛使用。许多人质疑成年患者是否愿意接受吸入诱导。那些忍受多次针刺的痛苦试图寻找静脉的患者很乐意接受这种诱导方式，并经常问为什么其他麻醉医生没有为他们提供。科学和轶事证据都表明吸入诱导比大多数麻醉医生意识到的更为患者所广泛接受。

参考文献

[1] Philip BK，Lombard L，Roaf ER，Drager LR，Calalang I，Philip JH. Comparison of vital capacity induction with sevoflurane to intravenous induction with propofol for adult ambulatory patients. Anesth Analg. 1999；89：623.

[2] Jellish WS，Lien CA，Fontenot H，Jerrel H，Hall R. The comparison effects of sevoflurane versus propofol in the induction and maintenance of anesthesia in adult patients. Anesth Analg.1996；82：479 - 485.

[3] van den Berg AA，Chitty DA，Jones RD，Sohel MS，Shahen A. Intravenous or inhaled induction of anesthesia in adults? An audit of preoperative patient preferences. Anesth Analg. 2005；100：1422 - 1424.

[4] Walpole R，Logan M. Effect of sevoflurane concentration on inhalation induction of anesthesia in the elderly. Br J Anaesth. 1999；82：20 - 24.

[5] Thwaites A，Edmends S，Smith I. Inhalation induction with sevoflurane：a double-blind comparison with propofol. Br J Anaesth. 1997；78：356 - 361.

[6] Nathan N，Vial G，Benrhaiem M，Peyclit A，Feiss P. Induction with propofol target-concentration infusion vs. 8% sevoflurane inhalation and alfentanil in hypertensive patients. Anaesthesia. 2001；56：251 - 257.

第三章
喉罩在气道管理中的作用

有多种情形可以使用喉罩来帮助气道管理，在某些情况下还可能是一种救生工具。

喉罩在气道管理中的使用
- 替代面罩通气
- 帮助鼻插管
- 替代气管导管
- 作为纤维支气管镜插管的引导管
- 作为盲探经口气管插管的引导管
- 建立紧急气道

自从布雷恩(Brain)发明出"Classic"喉罩以来，设计上做过多次修改，但大多数情况下它们的功能与原版相似。Classic 喉罩采用可充气面罩设计，适合声门开口，通过正压通气减少胃胀的风险。另一种设计利用声门上气囊来预防正压通气引起的胃胀。King LT(S)喉罩有两个导管，一个用于通气，另一个用于插入胃管，吸引胃内容物和胃肠减压(图 3-1)。

在使用喉罩时，其在饱胃患者中的应用问题总是需要最先考虑的。为了在开始时解决这个问题，对于存在潜在饱胃的患者在需要进行全身麻醉时，最好直接进行气管插管。在很少的情况下喉罩需要用于潜在饱胃患者中，比如作为困难气管插管的引导通道，这时可采取预防措施。包括在患者清醒时经

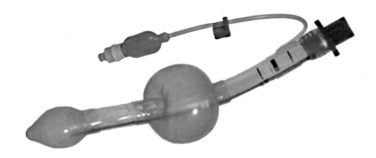

图 3-1   多种用途、可消毒的 King LT(S)喉罩,带通气和胃通道导管。有两个气囊,一个置于食管,另一个置于口咽部隔离气道。两个气囊都是通过单向阀进行充气。也有单用途、一次性使用的装置——[King LT(S)-D]喉罩。图片来自安布公司(Ambu, Inc)

图 3-2   I-gel 喉罩   图片来自 Intersurgical Complete Respiratory Systems

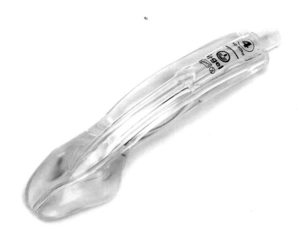

口或经鼻置入胃管进行胃肠减压,在麻醉诱导时保持按压环状软骨以及置入喉罩直到气管导管到位,且气囊已充气。另一种选择是用局部麻醉药局部浸润口咽部而不是气管,在环状软骨按压和全身麻醉诱导之前,在轻度镇静下插入 King LT(S)或类似的能插入胃管进行减压的声门上气道。

最近开发的 I-gel 喉罩因其设计简单,易于插入和作为声门上气道的有效性而在临床实践中越来越受到欢迎(图 3-2)[1,2]。不像其他声门上气道一样,I-gel 喉罩没有充气阀。相反,它具有由热塑性弹性体组成的凝胶状框架,当在口咽模型中受热时可以变形以适应喉结构。随着温度的升高,它提供了一个带有喉部开口的渐进式密封,因此手动通气或机械通气是安全有效的。在插入前将 I-gel 喉罩预热至 42℃有利于插入并缩短喉部密封的时间[3]。

喉罩在气道管理中的应用

1. 替代球囊-面罩通气

　　这是喉罩在气道管理中最有用和最常用的用途之一。许多手术时间短的外科手术,在过去都是通过球囊-面罩管理通气,而使用喉罩则更容易进行管理,因为这能释放出麻醉医生的双手去做其他事情,如记录、准备药物等。这同时增加了麻醉医生的效率和效力(图 3-3)。

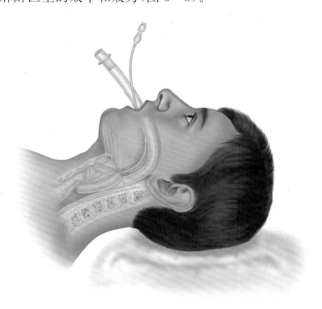

图 3-3　喉罩合适的位置

2. 替代气管插管

　　这个用途真正彻底改变了全身麻醉的做法。在过去,手术持续时间超过 1 h,或头部、颈部、上胸部或上肢部位的手术通常需要插入气管导管以确保手术过程中有足够的气道。现在,这些手术中许多都可以通过安全地使用喉罩进行气道管理。那是否有一些手术持续时间过长而不适合使用喉罩的手术类型呢? 一些临床工作者不喜欢在一些手术时间预期超过 2~3 h 的患者中使用喉罩，主要是因为担心出现进行性肺不张。然而，没有科学研究明确表明，相同条件下与气管插管比较，3 h 或更长时间通过喉罩自主呼吸会导致更严重的肺不张。另外，有麻醉医生不喜欢在手术操作不需要使用肌肉松弛药的患者中使用喉罩，他们的考虑是因为手动或者机械通气会导致胃胀气，导致胃液反流，膈肌上抬减少肺容量或胃穿孔等并发症。然而，科学证据也表明，不论使用多长时间的机械通气，如果气道压力不超过 1.96～2.45 kPa，不会发生任何胃胀气引起的并发症。

3. 经鼻行纤维支气管镜插管时的气道管理

面部、下颌、上呼吸道等多种类型的手术需要使用经鼻气管插管行气道管理。通常，在患者被麻醉后再进行插管较好，患者既感觉舒适，麻醉医生插入操作也更容易。插管可以通过使用纤维支气管镜进行，或者在直接喉镜下使用 Magill 插管钳。无论使用哪项技术，纤维支气管镜或者气管导管插入前对鼻腔进行局部麻醉是非常必要的，以预防或者减少插管时鼻腔出血。使用喉罩能大大促进这一过程。一旦全身麻醉建立、肌肉松弛药起效，插入喉罩开始机械通气。应用喉罩解放了麻醉医生的双手来操作对鼻腔的局部麻醉。麻醉医生可以使用 4％可卡因或 2％利多卡因进行仔细、彻底的局部麻醉，其中加入了肾上腺素或去氧肾上腺素以获得有效的血管收缩。一旦局部麻醉完成，可以移除喉罩，并进行鼻插管。这项技术远远优于气囊-面罩维持通气，并且可以避免麻醉医生每次进行局部麻醉鼻孔时移除面罩。

4. 作为纤维支气管镜插管时的引导通道

有许多装置可以用作经口纤维支气管镜插管的引导通道，每种装置有其优势和缺点。如 Patel 或 Ovassapian 气道装置由于其中空结构，允许在气管插管后移除气道装置（图 3-4）。然而，这些气道装置有两个缺点：① 它们通常太短，以至于末端不能引导纤维支气管镜到达声门开口处；② 对于没有纤维支气管镜使用经验的操作者，白色的装置使其与舌头和周围软组织不好区分。Tudor-Williams 气道装置（粉色）则克服了这两个缺点，但是在插入管子后可以从口腔中取出气道装置之前，必须取下管子上的 15 mm 接头。

图 3 - 4　Ovassapian 气道装置　图片来自伊利诺伊州绍姆堡木材图书馆-麻醉学博物馆

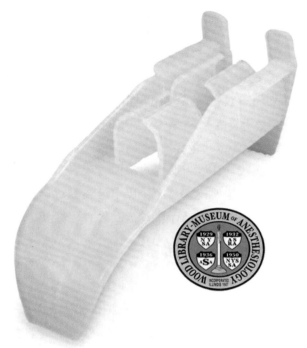

　　Classic 喉罩是引导经口纤维支气管镜插管极好的一种装置。正确放置后,喉罩的尖端直接位于声门开口的前面,当纤维支气管镜离开喉罩通道时,特征颜色可以很容易地区分。对于大部分成年人,4 号喉罩是最理想的型号,3 号喉罩在体重较小的成年人或者那些由于疾病、口腔、颈部手术史导致上呼吸道畸形或甲颏距离短的成年人中也能很好地发挥作用。无论患者体重多大,5 号喉罩很少用作纤维支气管镜引导通道,因为当位置正确放置后,它常常嵌入会厌,使得无法看到声门开口。也不推荐使用一次性喉罩,因为它们具有半透明的颜色,这使得很难将喉罩管与患者组织区分开来。一次性喉罩在引导管的远端还带有凸缘,当纤维支气管镜位置正确推进气管导管时,该凸缘将成为阻挡物。如有必要,在将喉罩置入口中之前,可以用剪刀剪去这个凸缘。

5. 作为计划 C 的引导管

　　计划 C 是一种能够快速、有效地解决几乎所有困难插管的技术。在后面的第四章中会进行详细介绍。计划 C 主要是在全身麻醉下插入 Classic 喉罩引导气管插管。先将 5.5 mm 或 6.0 mm 无套囊的导管固定在纤维支气管镜上，通过喉罩引导纤维支气管镜进入气管导管，然后导管插入气管内，纤维支气管镜退出。手动或机械通气，通过呼末二氧化碳确认导管位于气管内。一旦达到满意的通气、氧合和麻醉深度，使用中号气管交换管润滑后插入气管导管内进入气管，移除喉罩和气管导管，使用气管交换管作为引导，替换上 6.5 mm 或 7.0 mm 带套囊的气管导管。这项技术的优势在正常、健康的患者中能安全实践，所以，当发生困难插管或者紧急气道时，一个人就能快速、安全、有效地完成这项技术。这项技术已在数百例已知困难插管的病例中使用，没有 1 例失败。喉罩是计划 C 成功的关键部分。

6. 作为气管插管的引导管

许多喉罩被设计用来盲探操作下直接插入气管导管。使用最为广泛的就是 Fastrach 喉罩和一次性的 Fastrach 喉罩（图 3 - 5）。这些装置具有独特的曲率，带有一个手柄，用于在插入气管导管时将其抬起。通常，如果使用能插入口中最大的 Fastrach 喉罩，插管更成功。5 号在大多数成年人中是优选的，4 号可用于较小的成人。在患者麻醉后达到较好的肌肉松弛时，置入喉罩，开始手动或机械通气。然后轻轻地抬起手柄，一根特殊的硅胶气管导管通过喉罩插入气管内，管子通过连接 15 mm 接头再与麻醉回路连接，看到呼末二氧化碳确认导管合适的位置后，移除 15 mm 接头，将一个特殊的推进器插入管子内。然后移除喉罩，同时用推进器将导管保持在适当位置。将 15 mm 接头再次插入导管与麻醉回路相连接。虽然是一种有用的装置，但由于多种原因，插管型喉罩在紧急情况下使用并不理想。第一，该技术在困难气道甚至正常气道中并非都能成功。第二，可能需要多次尝试，每次尝试都可能消耗宝贵的时间。失败的一个原因就是喉罩的尖端可能会使会厌在声门开口处凹陷，从而防止导管进入气管。侧方旋转喉罩可以解决这个问题。第三，由于插管型喉罩可以重复使用，在插入前必须检查套囊是否漏气。第四，重复利用的管子在使用之前必须确保清洗干净并已消毒。如果使用 Fastrach 喉罩尝试 2 次或 3 次气管插管都不成功，建议移除 Fastrach 喉罩并插入 Classic 喉罩进行纤维支气管镜插管，而不是通过 Fastrach 喉罩再次尝试。Fastrach 喉罩的极端曲

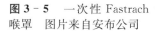
图 3 - 5　一次性 Fastrach
喉罩　图片来自安布公司

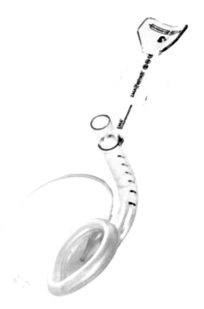

率使得纤维支气管镜插管出现不必要的困难。其他设计作为引导气管导管插管的喉罩的结构比 Fastrach 喉罩弯曲度小,但工作方式类似。标准气管导管可与这些一起使用。CTrach 喉罩与 Fastrach 喉罩类似,除了 CTrach 喉罩有一个纤维支气管镜引导通道和末端有一个连接到外部视频屏幕的光源。这个系统可以在导管插入时直视声门开口,然而,图像较小,辨认声门较困难。使用此设备需要一些训练和经验。

7. 作为现场的紧急气道

由于其易于插入和损伤最小,当需要在现场、医疗诊所或医院环境中建立气道时,喉罩是紧急情况下医疗人员使用的理想设备。假如插入困难,可能会发生硬腭损伤,但随之而来的出血通常很少,并且不会发生持久或严重的损伤。插入也有可能会导致喉痉挛,但可以通过喉痉挛解决方法轻松解决(见第五章)。

失败的情况和并发症

使用喉罩和其他声门上气道并不是不会失败和没有并发症,尽管这很不常见甚至罕见。使用喉罩最常见的并发症就是术后咽喉痛。通常，它与置入喉罩时引起口咽部轻度到中度的出血有关。这个并发症的发生率取决于麻醉医生置入喉罩时的经验和技巧。据推测，喉罩气囊上涂抹润滑剂和口咽弯曲部轻柔地插入将使这个问题减轻到最低限度。另一个失败是无法将任何大小的喉罩正确地放置在口咽中心并使其保持在该位置而不是从一侧滑落。在这种位置时，很难在声门开口周围获得足够的密封。这种情况最常发生在口腔松弛且口咽部有多余软组织的无牙老年患者中。假如喉罩在声门开口处嵌入会厌，则会阻碍自主呼吸和正压通气，这就会发生另一种失败。更罕见的并发症包括唾液腺疾病、唾液腺肿胀以及舌神经、舌咽神经、舌下神经或喉返神经等神经损伤。由于缺乏其他证据，这些罕见的神经失用症状被认为是由于喉罩气囊过度充气或者位置不正确产生的压力引起的。一旦喉罩到位并且运作良好，建议将喉罩气囊膨胀至仅仅能防止轻微泄漏的程度，尽管没有证据表明这样可以防止罕见的损害。

视频喉镜

最近有人提出视频喉镜应该是气管插管的新标准[4]。有人还建议，视频喉镜几乎可以完全取代直接喉镜。在 2009 年，一项由经验丰富的麻醉医生比较了 Glidescope，Pentax AWS 和 Macintosh 喉镜在模拟困难气道下使用的研究结果表明，Pentax 视频喉镜被认为最容易使用，提供了最佳的声门视图以及插管成功所需时间最短(图 3 - 6)[5]。这个研究的结果需要通过对已知困难插管的患者进行类似的研究来证实。比较视频喉镜和直接喉镜技术的系统评价和荟萃分析得出结论，直接喉镜检查提供了声门的低级视图，但不影响第一次尝试插管的成功[6]。实际上，大多数研究表明，在有经验的人手中，直接喉镜和视频喉镜相比，插管成功率没有显著差异。我们认为，熟练使用视频喉镜或类似设备所需的技能并不能转化为管理真正困难气道所需的技能。当视频喉镜技术失败时，最好由在替代气道管理技术方面做得很好的麻醉医生为患者提供服务。

图 3-6　Pentax 视频喉镜
图片来自理查兹(Richards)医
疗设备公司

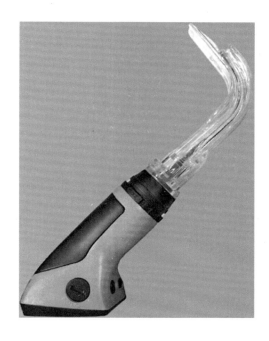

总结

事实证明，喉罩和其他声门上气道是实现安全、有效的气道管理的重要工具。多种型号的 Classic 喉罩、一次性喉罩或 I-gel 喉罩应该是每一个麻醉医生为患者行全身麻醉或者区域麻醉工作中立即触手可及的。它是在紧急情况下建立有效气道的极好的装置。同时还是行纤维支气管镜插管时最好的引导通道。喉罩是管理已知或预测为困难气道患者、面罩通气困难或插管困难患者气道管理不可或缺的。直接喉镜是一个充满危及生命风险的管理过程，正确使用喉罩应该可以消除多次尝试直接喉镜的需要。

参考文献

［1］Levitan RM，Kinkle WC. Initial anatomic investigations of the I-gel airway：a novel supraglottic airway without inflatable cuff. Anaesthesia. 2005；60；1022-1026.

［2］Leventis C，Chalkias A，Sampanis M，Foulidou X，Xanthos T. Emergency airway management by paramedics：comparison between standard endotracheal intubation，laryngeal mask airway，and I‐gel. Eur J Emerg Med. 2014；21：371‐373.

［3］Komasawa N，Nishihara I，Tatsumi S，Minami T. Prewarming of the I‐gel facilitates successful insertion and ventilation effi cacy with muscle relaxation：a randomized study. J Clin Anesth. 2014；26：663‐667.

［4］Zaouter C，Calderon J，Hemmerling TM. Videolaryngoscopy as a new standard of care. Br J Anaesth. 2015；114(2)：181‐183.

［5］Malik MA，O'Donoghue C，Carney J，Maharaj CH，Harte BH，Laffey JG. Comparison of the Glidescope，the Pentax AWS，and the Macintosh laryngoscope in experienced anaesthetists：a manikin study. Br J Anaesth. 2009；102(1)：128‐134.

［6］Griesdale DEG，Liu D. Glidescope video-laryngoscopy vs. direct laryngoscopy for endotracheal intubation：a systematic review. Can J Anesth. 2012；59：41‐52.

第四章
气道管理要点[①]

气道管理是一个麻醉医生最重要的技能，因为麻醉医生在施行外科麻醉或重症监护过程中遇到的所有气道问题，在医学领域是没有人负责管理的。耳鼻喉科医生可能有效地管理某些气道问题，但是他们没有足够的经验来处理麻醉医生需要解决的所有气道异常问题。53 年前开始第一例麻醉时，在手术期间或心脏停搏期间只有三种方式管理气道：气囊-面罩通气；标准气管插管或经鼻盲插气管导管。现在，我们有大量的工具处理异常的或困难气道。麻醉学业内认为，麻醉医生应该熟练掌握大部分可用的技术，俗话称"你箭袋里装有越多的箭，你的射击就会越有效"。虽然这是一个有趣的说法，但这个概念却令人敬畏。原因很简单。为了保持对任何气道技术有效的技能水平，必须经常进行训练。研究表明，在所有行外科手术的患者中，遇到困难气道的概率依据手术类型的不同波动在 5%～10%。假如一个麻醉医生每年做 600 台手术，他/她将每年遇到 30～60 例困难气道的患者，即每 1～2 周就会遇到一个。以这个数据要求麻醉医生精通所有气道管理技术是太小了。相反，我们推荐麻醉医生熟练掌握一定数量的可靠、有效、安全的技术，平时能在正常患者上训练，以至于当困难气道突然出现时，麻醉医生能自信地使用一项熟练的技术成功建立气道。本章节将重点介绍能成功攻克几乎所有困难气道的气道管理技术。

---

① 本章视频可通过 http://link.springer.com/chapter/10.1007/978-3-319-42866-6_4 观看。

气道评估

　　气道管理的第一步也是最重要的一步是评估气道（视频 4 - 1），评估气囊-面罩通气或气管插管的难易程度。从病史和体格检查中可以看出，困难气囊-面罩通气的情况并不常见。唯一例外的是舌扁桃体增生，在常规口腔检查中可能不容易发现。然而，这种情况并不是很值得关注，因为有证据表明患有这种病症的患者的气道可以很容易地用喉罩进行通气。相反，尽管使用了许多提出的用于评估气道的方法，但使用标准喉镜进行气管插管的困难并不是可预测的。因为使用标准喉镜进行气管插管的过程不是很容易预测，所以喉镜检查者手头有其他手段是很重要的，特别是如果怀疑插管可能是困难的话。

气囊-面罩通气困难的情况

1. 由于口眼歪斜、颌面创伤、浓密的胡须导致的面罩贴合不佳
2. 口咽部、喉部肿块（肿瘤、感染）
3. 无牙，巨舌
4. 肥胖的脖子，冗余双下巴
5. 纵隔肿瘤挤压气管
6. 面部、颈部或纵隔放射治疗史
7. 喉部断裂
8. 由于腹部肿块、胸部创伤或气胸引起的肺通气容量不足
9. 舌扁桃体增生（可以通过喉罩轻松解决）

困难气管插管术前评估

1. 从患者或其医疗记录上了解患者是否有困难气道的历史记录
2. 张口度
3. 舌体大小和上下切齿之间的距离

4. Mallampati 评分

5. 甲颏距离＜5 cm

6. 颈部的长度和宽度

7. 头颈活动范围

8. 咬上唇实验

预给氧

给患者肺部预给氧是管理气道非常重要的第一步。快速有效的预给氧需要麻醉医生建立好大小适合、能紧密贴合的面罩通气回路，使用大约 10 L/min 的氧流量洗出麻醉回路中的空气（大约有 8 L）以及患者的功能残气量（成人约有 2 L）。假如面罩扣合紧密，通过患者的深呼吸将加快患者肺部去氮气的效果；但是，假如面罩扣合不紧密，患者正常呼吸效果会更好，因为正常呼吸产生更低的跨面罩内外压力梯度，很少进入空气。预给氧的目的不仅仅是用氧气置换出肺里的氮气，还可增加血浆中溶解氧的浓度。当氧分压为 100 mmHg 时，每 100 ml 血浆中溶解的氧量为 0.3 ml；当氧分压在 500 mmHg 时，100 ml 血浆中溶解氧量为 1.5 ml。一般来说，一个成年人大约有 3 500 ml 血浆，假如在组织水平提供足够的氧气，血液中溶解的氧量可从 10 ml 增至 50 ml。实际上，当呼出混合气中呼出氧气浓度达到 80%～85%，就完成了预给氧。预给氧提供多少"安全时间"取决于多种因素，最重要的是心输出量和患者的身体状况，因为它影响功能残气量。心输出量越多，或者功能残气量越小（腹部体积越大），血氧饱和度开始降低之前的安全时间越短。最近的一项研究发现，与使用较低氧浓度（＜40%）时相比较，在预给氧期间使用高氧浓度（＞80%）会导致更大程度的基底肺不张[1]。然而，没有记录到较严重肺不张相关的风险，研究者得出结论，在预给氧期间使用高氧浓度的传统做法应该继续，因为它提供的血氧饱和度降低以前的时间更长。他们还建议在诱导期间使用呼气末正压，以尽量减少肺不张的发展。

气囊-面罩通气

确认可以进行气囊-面罩通气是任何接受全身麻醉的患者气道管理的重要步骤。难以预料的困难面罩通气或不能面罩通气的情况不多见，通常在术前评估中能高度预测到。假如麻醉医生心中对患者进行气囊-面罩通气的过程有任何怀疑，那么使用静脉麻醉药（如丙泊酚）进行全身麻醉时需要非常谨慎，甚至完全不能进行。最安全、保守的方法是在患者清醒状态下使用纤维支气管镜建立气道。这项技术将在后面进行阐述。其他还可以选择使用七氟醚联合氧气进行吸入诱导。只要有可能，我们会选择后者，因为其适用性、简易性和安全性。在某些患者中，尤其是吸烟者，要减弱他们的呕吐反射或咳嗽反射到一定程度来完成清醒纤维支气管镜插管是非常困难的，甚至不可能。因此，清醒镇静下纤维支气管镜插管仅仅只是一种供替代的选择。假如当七氟醚吸入浓度增加，患者出现通气困难或者气道阻塞，且不能通过托下颌、口咽通气道、鼻咽通气道或置入喉罩解决，那么就关了七氟醚。由于七氟醚血气分配系数小、组织水平很低，患者将迅速苏醒。患者就可以求助于清醒纤维支气管镜插管。假如吸入诱导时气道完全开放，尽快进行手控通气将很大程度加速诱导过程。一旦患者进入外科麻醉阶段，可在有或没有肌肉松弛条件下使用喉罩或者口腔导气管（Patel，Ovassapian 或 Tudor-Williams）作为引导通道完成纤维支气管镜插管。

标准气管插管（计划 A）

大多数麻醉医生主要通过反复训练来学习气管插管（视频 4 - 2），因此养成操作习惯，遇到困难的气道时，成功插管的可能性也小了。只要有可能，在开始气管插管之前优化患者的体位是非常重要的。很遗憾，这些简单的条件会经常被忘记，结果使插管比原本更加困难。患者的头应该位于手术台或者床的顶端，使得操作者不需要费力向前到达患者的嘴边。假如外科医生需要患者在床的另一个位置,可以在患者气管插管完成后再移动。桌子或者床的高度应该位于操作者脐水平,以便操作者在插管时不需要俯身弯腰。

操作者应与患者的右侧呈45°,即面向右侧壁(图4-1),这样操作者可以将他/她的肘部靠在左侧髋部或胸部。左臂仅作为支点(不提升或推动),操作者将重量从后脚移动到前脚,并且喉镜沿着手柄的平面方向移动。这种操作

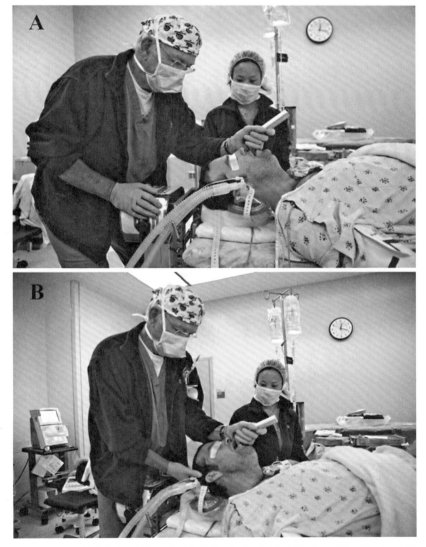

图4-1　A. 标准气管插管时错误的姿势;B. 标准气管插管正确的姿势,将气管导管置于操作者左腋下

将患者的头部抬起到嗅物位以获得最佳声门可视效果。

由于头部的抬起完全依赖 Mcintosh 或喉镜片平面上的力量，对口咽部软组织没有损伤。最重要的是，这项技术将气管插管从现在完全被动的左臂活动转变为腿部活动，大多数喉镜检查专家的优势都在这里。开始插管前，应该润滑气管导管并将其置于插管操作者的左腋下。一旦暴露出喉部，操作者不需将目光从咽喉部移开就能迅速拿到导管，拆除包装。这是我们发现的大多插管操作者不需要转移目光寻找气管导管唯一的导管放置位置。因为是首次内镜窥视，一旦明确，总是最好的，操作者不想将视线移开来寻找气管导管然后再移回视线看喉部已发现最初的图像已经丢失。插管操作者应该始终使用最小的最合适的气管导管（男性 7.0 mm，女性 6.5～7.0 mm），因为较小的导管总是比较大的导管容易插入。如果用于手术目的需要更大的气管导管，则可以使用气管交换管进行导管更换。这种标准喉镜插管方法称为计划 A。

确认导管位于气管内而不是食管内的金标准是看到持续的呼气末二氧化碳描记图。然而，一个更快、更可靠的技术是连接气管导管到呼吸回路上，挤压储气囊给予患者一次大的通气，气管导管的气囊处于泄气状态。假如导管在气管内，从嘴里发出的声音的特点是柔软的，像风吹树木的沙沙声；假如导管位于食管内，声音则是明显的咕咕声。一旦掌握了这个检测方法，辨别导管的位置是在气管内还是食管内将变得更快，更容易。在没有呼气末二氧化碳描记图时，还可以通过观察呼气相导管内壁的蒸汽或薄雾来确定，当然，还可以通过听诊胸壁和胃部来确定。我们并没有充分的信任或信心将胸部听诊作为区分气管内或食管内插管的主要方法，因为很多情况下使用这种技术诊断不正确。经验丰富的麻醉医生通常也可以通过手动通气时呼吸囊的感觉特征差异来区分导管位于气管或食管内。最后，给气管导管气囊充气，在胸骨上切迹处感受到充气囊体积的变化将确认气管导管位于气管内而不是支气管内或食管内。

限制使用直接喉镜插管的次数非常重要，因为每一次插管都会增加将处境从"能通气不能插管"转化为"不能通气也不能插管"的可能。每一次尝试都会增加口咽部的分泌物，还有可能出血，口咽部水肿增加，麻醉状态恶化，所有这些都使得插管和通气更加困难。一位经验丰富的麻醉医生应该在尝试 1～2 次直接喉镜插管后就知道是否可以采用这种方法进行插管。

直接喉镜插管(计划 A)失败后怎么办？启动计划 B

如果直接喉镜插管失败,可以选择两种方法,它们可以单独使用,也可以一起使用。这两种方法称为计划 B。一种方法是使用 Cook(Frova)插管导管,这种导管是一根硬质、坚固的 70 cm 长的管,其尖端有轻微弯曲(图 4 - 2,视频 4 - 3)。要使用这种导管,必须能够看到会厌,或者能看到杓状软骨的后部就更好了。将导管放置在会厌的中间,手向地板方向下压,将导管向上插入气管。通过推进导管可以立即判断它是否在气管中。如果它在气管中,超过隆嵴后导管不易推进,因为远端弯曲,成人通常为 30～40 cm;而如果它在食管中,它可以推进直到远端尖端处于嘴唇处。有人说他们可以在导管插入时感觉到气管环,但我们发现它的价值有限。一旦 Cook 导管到位,将气管导管插入导管上,轻轻用力逆时针转动导管以使其尖端朝向中线,当导管通过声带时,操作者会感觉到轻微的卡壳。可以在 Cook 导管上插入外径 6.0 mm 或更大的气管导管,但建议使用尽可能小的气管导管。对于大多数成年患者,外径 7.0 mm 导管足够大,可以提供有效通气。相较而言,盲探插入 Cook 导管是安全的,因为导管尖端很小(外径 5.0 mm),是圆形的且柔软的。在插入时不容易发生软组织穿孔。

图 4 - 2 直的和手动弯曲 Cook(Frova)导管。如果要与 GlideScope 一起使用该导管,导管必须弯曲成与 GlideScope 喉镜片相同的形状,并在插入声门开口时保持形状。图片来自维拉松医疗(Verathon Medical)

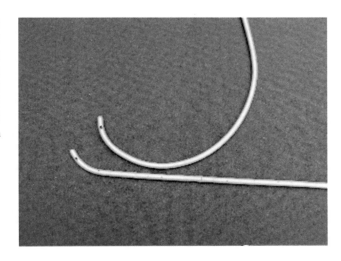

计划 B 的另一个选择就是使用视频喉镜，如 GlideScope 视频喉镜。在喉镜窥视片上有高分辨率的彩色摄像头，将视频输出传输到分离屏幕上（视频 4-4）。可调换式喉镜片有多种不同的型号。亮度，色彩和对比度可调，因此图像非常清晰细致。GlideScope 配有一个弯曲的刚性管芯，以匹配喉镜片的曲线。遗憾的是，这个管芯不适用于型号<6.5 mm 的导管。操作者可以使用其他管芯，但它们必须弯曲成与喉镜片相同的形状，在插入带管芯气管导管时它们必须足够坚硬以维持形状曲度。当带管芯的气管导管插入口腔向咽喉部推进时，操作者应该看着导管而不是屏幕，假如不这样做会导致导管进入口腔后不小心刺破咽喉部的软组织。有许多病例报道报告过这个并发症。一旦带管芯的气管导管到达声门口，有必要将管芯退出 4~5 cm，使气管导管向前推进进入声门内。Cook 导管可与 GlideScope 视频喉镜结合使用，前提是 Cook 导管是弯曲的，使其具有与 GlideScope 喉镜片曲度相对应的曲度（视频 4-5）。将 Cook 导管插入口咽部时，至关重要的是不要让它碰到任何结构，使其失去形状。使用 GlideScope，Cook 导管或两者的组合，气管插管将在大多数困难插管的患者中快速有效地完成。然而，无论出于什么原因，这两项技术都插管失败了，那么麻醉医生应该启动计划 C。

假如计划 A 和计划 B 都失败怎么办？启动计划 C

如果计划 A 和 B 都失败，则选择计划 C（视频 4-6），或者在特定情况下作为主要选择，例如颈椎损伤患者或颈部、喉部存在肿块损害正常通气的患者。虽然许多麻醉医生面对这类患者会选择清醒纤维支气管镜插管，但计划 C 也能安全地完成插管，并且对于患者和麻醉医生来说，插管过程比清醒插管更快、更容易。吸入诱导技术在上文的气囊-面罩通气部分描述了。

一旦患者通过静脉或者最好使用吸入诱导，给予非去极化型肌松药罗库溴铵获得肌肉松弛作用后，插入喉罩（女性 3 号或 4 号，男性 4 号）。我们不推荐使用 5 号，即使是体型很大的患者，因为它会使会厌遮盖咽喉部的开口，使得几乎不可能识别喉部开口并通过它插入纤维支气管镜。Classic 喉罩优于一次性喉罩，因为它在引导纤维喉镜时具有独特的颜色。如果喉罩不可用或无法正确就位,可以替换 Tudor-Williams(9 号或 10 号)或其他气道作为引导导管(视频 4-7)。然后建立机械通气优化氧合,用挥发性麻醉药维持机械通气和麻醉深度,并空出来麻醉医生的手,处理下一步。

计划 C 需要五件物品:口腔引导管(喉罩,口腔导气管);纤维支气管镜;一个无套囊的 6.0 mm 气管导管;中型气管交换管(外径 5.0 mm);最后的气管导管(外径 6.5 mm 或 7.0 mm)。最后的气管导管外径越接近气管交换管的直径,插入就越容易。6.0 mm 无套囊导管,与纤维支气管镜连接器牢固连接,套入纤维支气管镜内要确保纤维支气管镜没有穿过导管的墨菲眼,并将导管轻轻地固定在纤维支气管镜的上端(视频 4-8)。然后将纤维支气管镜引入引导管进入到声门开口。6.0 mm 导管的末端用利多卡因凝胶润滑,通过纤维支气管镜引导进入声门。当 6.0 mm 气管导管确认到位后退出纤维支气管镜,然后将 6.0 mm 导管连接麻醉机呼吸回路,进行机械通气和氧合,并再次确认导管的位置。由于气管导管和引导管(喉罩之间)有大量气体泄漏,需要高流量气体维持通气,一旦机械通气,氧合和麻醉深度符合要求了,将气管交换管尖端润滑后插入无套囊的气管导管内。当气管交换管到达导管的末端时(通常约 30 cm)会遇到一些阻力,这时需要稍用力插入通过这个点,同时旋转 6.0 mm 导管,而不是移除导管。通过一些练习,插入气管交换管通过导管尖端将会变得容易。然后继续推进气管交换管 4～6 cm 以预防在移出引导管和 6.0 mm 气管导管时从气道中脱出。最后将气管导管插入气管交换管中,需再次确认没有插入导管上的墨菲眼,气管交换管位于右侧嘴角,最后的气管导管通过气管交换管插入口中并逆时针旋转至中线,轻轻推进进入气管,同时保持气管交换管位置深度不变。假如气管导管不能轻易地被推进,可能是因为患者的声带未被麻痹,处于开合状态,或者是因为气管交换管插入太多,有一部分导管蜷缩在口咽部。轻轻地退出一部分气管交换管将纠正后一个原因。一旦气管导管进入到气管内,就能移出气管交换管,建立机械通气。

计划 C 有许多优势。和计划 A、计划 B 一样,计划 C 也可以经常在健康、正常的患者中进行练习,无须担心会对患者造成损伤,以便在困难插管中有需要时,麻醉医生可以确信自己可以毫无疑问地完成操作。另一个优点就是它的操作过程的前两个步骤允许通气和氧合,如果纤维支气管镜操作困难并且耗时比平时更长,这是有益的。最后,凭借一些训练和经验,整个过程不超过

5 min，且几乎是完全可行。

计划 C 中的另一个选择就是使用 Aintree 导管作为引导插入气管导管（视频 4-9）。Aintree 导管是一根长为 56 cm 的中空导管，可以在标准纤维支气管镜上滑动。使用喉罩或其他气道工具作为引导，纤维支气管镜插入气管内，同时 Aintree 导管滑入气管内，纤维支气管镜和喉罩退出，气管导管插入 Aintree 导管，引导进入气管内。Aintree 导管的优点是一旦进入气管内，气管导管就能插入。缺点有两个：① 操作者必须能熟练使用纤维支气管镜，因为纤维支气管镜所有的控制和移动都只能从纤维支气管镜的手柄上完成，操作者不能通过操纵镜轴对纤维支气管镜的位置进行小的调整，因为 Aintree 导管只是松散地围绕在纤维支气管镜的镜轴上，阻碍了使用镜轴调整纤维支气管镜镜头的方向。② 操作者必须迅速，因为在开始插管到完成插管前没有机会给肺部进行通气。假如纤维支气管镜操作困难，患者可能在插管完成前就出现血氧饱和度下降。

计划 D

假如计划 A～C 都失败了，则需要启动计划 D（视频 4-10）。首先，最明智的选择可能是取消计划的手术，停止麻醉药，逆转神经肌肉阻滞，并唤醒患者。该手术将被重新安排在另一天，并且在那时将使用清醒纤维支气管镜插管技术。或者，如果不能推迟手术，则应通知外科医生必须在计划的手术开始之前建立外科气道（即气管切开术）。迄今为止，尚未发生因计划 A～C 失败而启动计划 D 的情况。

其他气道装置

目前还有许多其他气道装置可用于辅助困难插管（视频 4-11）。其中最有用的可能是插管喉罩（视频 4-12）。该装置经常被推荐使用，并已在择期和紧急情况下成功使用，它也可被当作一个救生设备使用。其主要缺点是，在困难插管中,即使是经验丰富的操作者多次尝试,也可能并不总是有效。另一种装置是 Air – Q 喉罩,已被提倡用于困难气管插管(视频 4 – 13)。它的局限性是通过它轻松插入的最大管的外径是 6.5 mm,并且它在各种各样困难插管中没有使用成功的记录。

　　一些诸如光棒,Bullard 或其他专用喉镜,和经气管喷射通气的实施,几乎很少出现不能管理的困难气道。所有这些技术在大多麻醉医生手中可靠性很低,并且当遇到紧急气道紧急需要时,它们浪费了宝贵的时间。对于气道明显扭曲的患者,逆行插管是一种有用的选择。它涉及将针插入环甲膜,将导丝穿过针头向头侧穿过,直到可以在口腔后部将其夹住,沿着导丝插入小气管交换管,然后在气管交换管上方插入小气管导管。最后通过嘴拉出导丝和气管交换管。

颈椎损伤

　　对于患有疑似或确诊颈椎损伤的患者,有三种基本方法可以完成气管插管。它们是:清醒纤维支气管镜插管;在轴向牵引(Gardner – Wells 钳)或手动稳定颈椎下,通过直接或镇静后行纤维喉镜插管;计划 C。前两项技术中的其中一种已成为多年的标准管理,并一直持续到现在。然而,前两项技术都有严重的缺陷。

　　清醒纤维支气管镜插管技术的必要前提是咽喉部和气管的局部麻醉,局部麻醉的起效将会引起不同程度和持续时间的咳嗽。局部麻醉或者插管时剧烈的咳嗽或呛咳可能会进一步损伤脊髓。而且,在有吸烟史或剧烈咽反射的患者中,几乎不能获得满意的局部麻醉。

　　如果是在麻醉下使用轴向牵引或手动稳定颈椎进行插管,则无法保证任何一种方法都能在直接喉镜检查所需要的头部操作过程中充分保护脊髓。事实上,最近的一项研究发现,使用 Macintosh 3 号喉镜片时,手动轴向稳定颈椎不利于声门的暴露,并且施加于口咽组织的压力远大于不使用轴向稳定颈椎时的压力[2]。研究者得出结论,手动轴向稳定和标准喉镜暴露有可能导致颅颈轴扭曲。使用 GlideScope 视频喉镜同样不安全,因为虽然可视化得到改善,但颅颈部运动与使用 Macintosh 喉镜一样严重[3]。另一组提倡使用 Airtraq

视频喉镜时固定患者颈椎进行气管插管。尽管其性能优于 Macintosh 喉镜，但即使麻醉医生善于使用这种喉镜插管，还是会发生不同程度的颈部运动。

相比之下，对于可能或已知颈椎骨折或损伤的患者，计划 C 是气管插管的最佳首选技术。计划 C 是理想的，因为它在插管时不涉及头部或颈部的任何移动。大部分这类患者来到手术室戴着颈托或 Halo 夹克，两者都可以在插管期间保持在原位。如果在诱导期间担心误吸，可以在计划 C 期间按压环状软骨，直到气管插管成功。在这些患者或任何患者中使用计划 C 作为选择计划唯一警惕的是需要确认在计划 C 实施之前，气囊-面罩通气或喉罩通气可在浅麻醉下进行。这是因为计划 C 总是在患者麻醉和肌肉松弛的情况下进行。

气管拔管

处理困难气道的患者，气管拔管策略和插管策略一样重要。通常，拔管时的关注点包括患者清醒，有意识和反应灵敏，具有完全的神经肌肉功能，并且能够在自发呼吸时维持正常的氧合和二氧化碳水平。在等待患者完全苏醒时，使用喉气管麻醉(LTA)装置将利多卡因喷射到气管导管内可能是有帮助的，以最大限度地减少苏醒时的呛咳。此时，如果对患者拔管后维持呼吸的能力有任何担忧，可以选择两种方案。一种方法是让患者在镇静条件下通过自主呼吸或控制通气，留置气管导管过夜，并在第二天重新评估患者的病情。另一种方法就是堵住气管导管接头处，气管导管气囊放气，检测患者是否能通过管周间隙呼吸。无论是否进行该测试，麻醉医生都可以将气管交换管插入气管导管内并取出导管。如果气管交换管没有接触隆嵴并且没有移动，患者可以耐受而不出现咳嗽，一段时间后再移除。气管交换管不会显著影响患者的说话能力。如果患者在拔管后出现呼吸窘迫或衰竭，气管交换管将作为重新引入气管导管的理想导管。

什么情况下气管插管不是呼吸衰竭的适应证

治疗严重的呼吸窘迫或呼吸衰竭，麻醉的原则是尽可能气管插管。然而，有一种情形下，即患者因为颈部巨大血肿引起呼吸窘迫时，气管插管不是适应证。这可能发生在多种外科手术后，包括甲状腺切除术、腮腺切除术、颈动脉内膜切除术或颈动脉血管分离，以控制颅内动脉瘤结扎期间的出血。当发生这些情况时，患者通常主诉呼吸困难。体格检查时发现，气道通常被血肿挤压偏离扭曲，插管是不可能的，并且尝试插管只会导致呼吸窘迫进一步加重，浪费宝贵的时间。立即的治疗方法是清除血肿，颈部解压，减少进一步出血，将患者送回手术室，在可控的条件下完成气管插管。

纤维支气管镜插管

在计划纤维支气管镜插管时，必须在一开始就做出两个决定，即经口腔还是经鼻腔，清醒还是麻醉后，这一般是由手术决定。通常，麻醉后纤维支气管镜插管对于麻醉医生和患者来说都是更快更容易。特别是那些具有强烈的咽反射或长期吸烟的患者。在这些患者中实现充分的局部麻醉是具有挑战性的，且麻醉效果通常不令人满意。清醒纤维支气管镜插管的镇静可以使用咪达唑仑、芬太尼、连续输注丙泊酚或右美托咪啶来完成（视频 4-14）。使用雾化器雾化吸入 4％利多卡因得到的口咽部局部麻醉效果最好，要求患者在喷雾期间深呼吸。通过在压舌板上使用 2％利多卡因凝胶并将其插入口咽后部，可以检查咽反射是否消失。一旦咽反射消失，建议经气管内注射局部麻醉药，优选 4％可卡因。虽然这可能会引起一些咳嗽，但进行气管内注射有两个好处：① 它提供低于声带水平的局部麻醉，减少当纤维支气管镜和气管导管插入时引起的严重咳嗽的机会；② 它使操作者能够识别甲状腺和环状软骨，并将针穿过环甲膜。通过多次气管内注射所获得的知识和经验对于克服紧急环甲膜切开术时的胆怯以及提高其成功率是非常宝贵的（视频 4-15）。4％可卡因（最高 3 mg/kg）是气管内注射的最佳药物，因为它比其他任何局部麻醉药起效都快，能产生更完善的阻滞；同时也因为它能使局部血管收缩，可以减少阻滞部位的出血。建议患者在进行气管内注射前呼吸氧气，因为一小部分患者在注射后会出现喉痉挛。然而，由于可卡因的局部麻醉作用，喉痉挛会很快自行消退。

局部麻醉完成后，将纤维支气管镜和气管导管安装在一起（外径 7.0 mm 的导管对于大多成年患者都足够，导管越细，越容易插入气管内），通过口腔引导管或 Tudor - Williams（T - W）管，Patel 或 Ovassapian 口咽通气道引导进入。每一种气道装置都有它的优点，T - W 管具有独特的粉红色，可以很容易地从患者组织中识别出来，而其他气道装置则是白色的，与口咽组织的区别较小。一旦气管导管就位，从口腔移除 T - W 管是比较困难的，因为需要从管中取出管适配器才能从口中移出 T - W 管。相反，可以在管连接器到位的情况下移出另外两个气道装置。建议在将气管导管推入气管前润滑导管。如果导管不容易推进，则应该逆时针轻轻旋转导管以使其尖端更靠近气管开口的中线。操作者必须非常轻柔地推进导管以避免对声带造成任何损害。有时需要在导管进入气管之前尝试进行多次轻柔地推进。由于插管操作是盲探的，因此必须通过用注射器对气囊进行注气，并在胸骨切迹上方触摸弹起的感觉来确认导管位于气管内而不是支气管内。

假如需要经鼻插管，必须对鼻腔进行局部麻醉（视频 4 - 16）。同样，最好的药物还是 4% 的可卡因浸润棉签，将其轻轻地插入鼻腔。可卡因血管收缩的效应（通过阻断去甲肾上腺素的再摄取）能最大限度地减少棉签插入时引起的鼻腔出血。在插入一些棉签涂抹局部麻醉药后，建议将带刻度的鼻扩张器插入扩张鼻腔到要使用的鼻气管导管的大小。对于大多数患者，外径 6.0 ~ 7.0 mm 的 RAE 鼻气管导管是最佳的。当纤维支气管镜插入鼻腔，操作者应该让助手向上托起下颌，打开口咽部。将纤维支气管镜放置在中间，稍微弯曲，通常很容易将镜子推进气管内。推进鼻气管导管通过鼻腔之前纤维支气管镜能顺利进入气管内是非常重要的，这样鼻气管导管插入引起的出血不会模糊声门开口的视野。

视频喉镜

气道管理的一个重大进展就是视频喉镜的发展。基本技术就是将摄像头连接到喉镜等气道装置上，将视图或图片传送到屏幕以供操作者可视化操作。已经开发了许多设备，其中 GlideScope 视频喉镜，因其适用性强，操作简易和

图 4 - 3　GlideScope 视频喉镜位于便携式支架上。图片来自维拉松医疗(Verathon Medical)

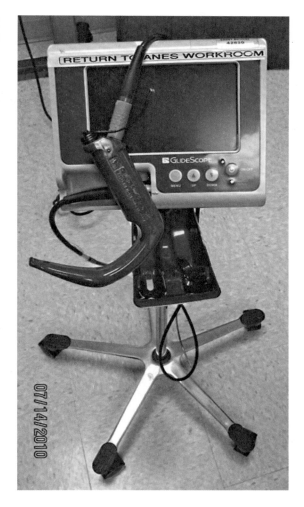

图像质量好而最受欢迎。GlideScope 视频喉镜(图 4 - 3)由一根单次使用或可重复使用的 Macintosh 喉镜片(尺寸 3～5 号)连接一根导线组成,能在镜片尖端提供明亮的光线,并将视图传送到便携式可移动的支架上的屏幕上。随着手术室灯光变暗,图像是解剖视图的清晰彩色图像(图 4 - 4)。将硬质管芯插入到要使用的气管导管内,使导管与喉镜片具有相同的曲度。一旦导管位于喉部开口处,将管芯退回几厘米,并将导管推进到喉部开口内。

　　当带有管芯的导管进入口咽部时,操作者必须观察口腔中导管推进的情况,而不是看向屏幕。不这样做可能会不小心刺破口咽部软组织。结果可能引起口咽部脓肿、口咽瘘、纵隔脓肿和(或)纵隔气肿。有研究者[5]建议应常规使用视频喉镜，并成为新的操作标准。我们认为，对于麻醉医生来说，掌握替代性气道管理技能需要不断实践，而过度依赖视频喉镜是无法实现的。

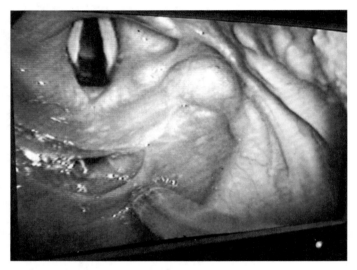

图 4 - 4　GlideScope 喉镜片插入咽喉部看到的喉部开口的图像。图片来自维拉松医疗（Verathon Medical）

GlideScope 和其他视频喉镜一样有用，但必须承认它们不是气道管理的完美解决方案，因为它们并不总能提供允许气管插管的视图。当使用视频喉镜尝试失败时，计划 C 仍然是完成气管插管的必要解决方案。

固定气管导管

一旦气管导管正确地定位在气管中，就必须将其固定在该位置（视频 4 - 17），使得它既不向内移动引起支气管插管和单肺通气，也不向外移动导致导管脱出气道。通常，胶带固定后气管导管就是安全的，但是也有一些情况胶带固定不住。如在有浓密的络腮胡的男性中，通常不可能用胶带固定导管。一些患者面部皮肤像纸一样，当撕除胶带时，皮肤有可能从面部剥离。一些患者具有极其油性的皮肤，即使使用黏性液体预先涂抹面部皮肤之后，胶带也粘附不上。在这种情况下,最好将导管系在颈部或通过将导管系到牙齿上来固定导管的位置。

导管固定在颈部的方法有很多种,但最简单的一种方法就是使用棉线在导管嘴唇水平处系一个死结。线的一端应该足够长以穿过患者的颈部后方,然后和另一端相遇,在颈部一侧打一个蝴蝶结。一旦打了结,系线不能有松弛的地方,但也不能太紧而影响到颈部和头部的静脉回流。一旦固定后,轻轻地拉动导管,导管不能有很大范围的移动。使用蝴蝶结是为了在移除气管导管时方便解开。

当需要避免颈周固定时,气管导管的齿间线固定是一种有用的替代方案。在这种方法中,一段细的牙线穿过一个上门牙侧面的牙齿间隙,在两个上门牙后面系成环,然后穿过另一侧的牙间隙返回来,然后使用持针器把线缠绕固定在两颗上切牙上,在缠绕约 10 次后,把剩余部分的线缠绕在气管导管上,用力多绕几圈直到线在气管导管上留下切迹。

然后通过使用针座将线缠绕在一起将线固定到两个上门牙上。在大约 10次扭转之后,导线的自由端 2 次缠绕在气管导管周围并扭绞在一起,直到导线压缩气管导管。应测试气管导管是否固定恰当,并修剪多余的线并将其盘绕起来,以防止尖端对相邻组织造成损伤。使用线剪剪开切牙处的线环之后再完成拔管。线从牙齿间移除,而所有的线则系在移除的气管导管上面。

插入双腔管

多年来,多种肺部手术的患者插双腔管已成为标准做法(视频 4 - 18)。这种操作允许一侧肺塌陷的同时另一侧肺维持通气。直至目前,几乎全部使用的是左支气管导管,因为右支气管导管不易插入。当定位右支气管导管时,关键是管上最近端的孔位于右肺上叶开口处,以确保该叶的通气。随着纤维支气管镜的出现,可以更容易地看到支气管的结构和位置,对左或右支气管导管的定位都具有更高精准度。虽然仍然使用胸部听诊,但使用纤维支气管镜直接观察每个支气管腔内已成为实践的标准。由于导管的位置可随患者位置的变化而变化(即仰卧位到侧卧位),一旦最终的体位摆放完成,有必要用纤维支气管镜检查支气管导管的位置。

支气管封堵器是双腔支气管导管简单有效的替代选择。EZ - Blocker 支气管封堵器是对常规支气管封堵器的大幅改良。如图 4 - 5 所示，它的末端有一个分叉，带有两个可充气的气囊，通过使用配套的适配器将封堵器插入7.0或更大的导管，分叉的设计用于骑跨在气管隆嵴上，气管导管的尖端必须在隆嵴上方至少 4 cm 处，以允许分叉尖端正确地展开。EZ - Blocker 通过适配器和柔软的纤维支气管镜一起插入。直视下，封堵器继续推进直到两个末端位于左右主支气管，通过对每个气囊进行充气和放气来确认方向。暂停通气直至实现肺完全塌陷。然后，将要隔离的肺部支气管中的套囊进行充气并恢复通气（图 4 - 6）。［在使用前，应联系制造商以获取包括预防措施和警告在内的完整说明。］

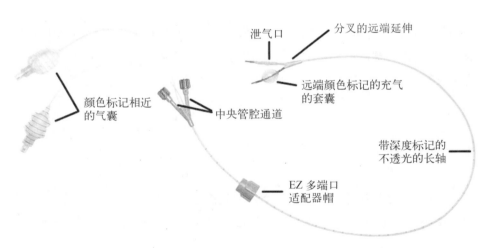

图 4 - 5   EZ - Blocker 支气管封堵器及各个部件。它的分叉尖端设计使得正确放置相对简单。图片来自泰利福医疗公司（Teleflex Medical Incorporated）

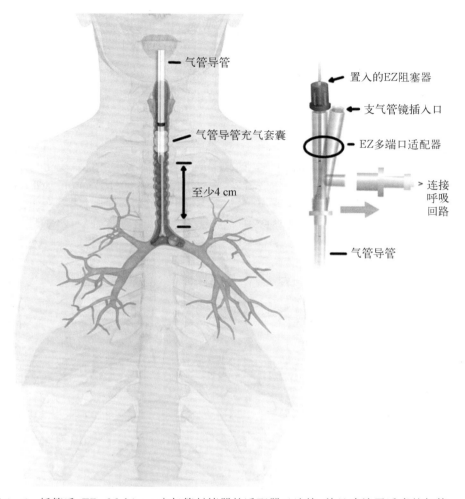

图 4 - 6　插管后，EZ - Multiport 支气管封堵器的适配器已连接，并且确认了适当的气管导管的位置，其尖端位于隆嵴上方至少 4 cm 处。插入 EZ - Blocker，直到左右支气管的分叉末端。在直接支气管镜观察下，通过对套囊进行充气和放气来确定封堵器的位置和方向。如图所示，左主支气管中的套囊已经被充气，隔离了左肺，允许右肺进行通气。图片来自泰利福医疗公司

参考文献

[1] Magnusson L，Spahn DR. New concepts of atelectasis during general anaesthesia. Br J

Anaesth. 2003；91：61－72.

［2］Santoni BG，Hindman BJ，Puttlitz CM，Weeks JB，Johnson N，Maktabi MA，Todd MM.Manual in-line stabilization increases pressures applied by the laryngoscope blade during direct laryngoscopy and orotracheal intubation. Anesthesiology. 2009；110：24－31.

［3］Robitaille A，Williams SR，Tremblay MH，Guilbert F，Theriault M，Drolet P. Cervical spine motion during tracheal intubation with manual in-line stabilization：direct laryngoscopy versus GlideScope videolaryngoscopy. Anesth Analg. 2008；106：935－941.

［4］Maharaj CH，Buckley E，Harte BH，Laffey JG. Endotracheal intubation in patients with cervical spine immobilization：a comparison of Macintosh and Airtraq laryngoscopes.Anesthesiology. 2007；107：53－59.

［5］Zaouter C，Calderon J，Hemmerling TM. Videolaryngoscopy as a new standard of care. Br J Anaesth. 2015；114：181－183.

第五章
喉痉挛：沉默的威胁[①]

引言

喉痉挛是指喉部肌肉的不自主痉挛或收缩，导致气道完全阻塞。通常发生在全身麻醉苏醒期，在拔出气管导管、喉罩或其他气道装置后即刻发生。很少情况下，它也会发生在存在误吸风险的非麻醉患者中，如胃食管反流疾病（gastroesophageal reflux disease，GERD）的患者。"沉默"在本章标题中的原因是喉痉挛时不会产生任何声音。气体越过声门开口，喉喘鸣伴随着音调升高会产生强度不同的喘鸣音。相反，喉痉挛完全没有声音就是因为没有气体通过紧闭的声门。出现的假象是胸部能正常起伏，以为在通气。然而，经验丰富的医生立刻就能识别胸部的运动模式是明显异常的。胸廓不像正常在吸气时抬起，而是由于努力吸气时产生的胸腔内负压引起上胸部和胸骨上窝向内凹陷。同时，下胸部和腹部可能向下移动和鼓起，再次以为是在通气，但事实并非如此。

> **喉痉挛的表现**
> - 没有通气的声音
> - 吸气时上胸部向内凹陷

[①] 本章视频可通过 http://link.springer.com/chapter/10.1007/978-3-319-42866-6_5 观看。

> ● 吸气时下胸部和腹部向下移动并鼓起
>
> ● 不能通过气囊-面罩进行肺部通气
>
> ● 尽管通过面罩给氧，血氧饱和度仍下降
>
> ● 口咽部出现淡粉色液体

出现喉痉挛时，尽管胸部和腹部都在运动，但没有呼吸音。

本章标题中使用"威胁"一词的原因是喉痉挛可引起严重的并发症甚至死亡。下文将引用三个未及时诊断和治疗喉痉挛时可能发生的情况的实际病例。

【病例1】

一名22岁男性患者，入院后在全身麻醉下行鼻息肉切除术。常规监护后，用芬太尼、丙泊酚和琥珀胆碱麻醉诱导，插入气管导管。麻醉维持用七氟醚联合氧气。55 min后手术结束，自主呼吸恢复，停止吸入七氟醚。不久以后，患者能配合指令进行深呼吸，就拔出气管导管。麻醉呼吸回路上连接氧气面罩置于患者面部吸氧，氧流量8 L/min。患者看起来呼吸充分，当过了几分钟，血氧饱和度开始下降至低于90%，通过面罩和托下颌尝试进行正压通气无效。给予患者60 mg琥珀胆碱静脉推注，2～3 min后正压通气有效。随后嘴中开始流出淡粉色液体。吸引干净气道后，使用100%的氧气行持续气道正压通气面罩通气；使患者置于半卧位；给予一次单剂量的呋塞米。过了12 h，他的血氧饱和度从平均80%逐渐升高到90%，他被收住院，在术后第二天，呼吸室内空气下血氧饱和度正常后出院。在气管拔管几分钟后在口咽部发现粉红色液体表明喉痉挛可能导致负压性肺水肿。

【病例2】

一名72岁，85 kg的男性患者，入院行前列腺癌放射治疗。他合并的疾病有高血压、非胰岛素依赖型糖尿病。他的生命体征平稳，实验室检查在正常范围，ASA分级为Ⅱ级。外科治疗计划是在前列腺中放置一个镭管，麻醉计划是全身麻醉下置入喉罩。麻醉诱导使用咪达唑仑，芬太尼，丙泊酚和低剂量的罗库溴铵。插入4号喉罩，用地氟醚-氧气维持。开始控制通气，患者摆放体

位为截石位。此后不久,之前一直低于 1.96 kPa 的气道峰值压力迅速上升到大于 2.94 kPa。调整喉罩位置后也未见改善,所以就拔出喉罩重新放置,但机械通气仍不能建立,因此就拔出喉罩,插入口咽通气道尝试用气囊-面罩通气,但仍未成功。尝试使用直接喉镜插管,但仅能看到会厌的尖端,后来尝试了多种盲探的气管插管技术,如 Fastrach 喉罩,纤维支气管镜插管等都未成功。患者出现了心脏停搏,立即开始心肺复苏。最后,在直接喉镜下插入了 6 号气管导管,但是,患者在数天后死亡。死亡原因被认为是继发于喉痉挛导致气道机械性梗阻和插管不成功引起长时间的缺氧。

【病例 3】

这个病例是著名的喜剧演员琼·里弗斯(Joan Rivers)在纽约市的一个门诊中所遇到的不幸事件。这里引用的是事件发生后在媒体上广泛传播的事实。里弗斯女士因为有 GERD 史,所以去门诊进行一个静脉镇静下食管镜的检查。在食管镜检查期间,检查者注意到她声带上有一个病变,并咨询了耳鼻喉科医生。对病变进行了活检,即刻,里弗斯女士就出现了完全的气道阻塞。尝试重新建立机械通气失败,里弗斯女士出现了心肺骤停。最终,虽然建立了气道和循环,但她再也没有醒过来,1 周后在附近的医院死亡。

【病例讨论】

病例 1 就是未诊断和未治疗的喉痉挛导致的最常见和最严重的并发症——负压性肺水肿(negative pressure pulmonary edema,NPPE)。NPPE可以发生在任何年龄,但在年轻健康男性中最常见,可能是因为他们强壮的胸腹部肌肉组织可以产生高的胸腔内负压。正常通气的表现具有欺骗性,延误了建立有效治疗方法的时间。病例 1 患者完全康复了,但是在之前的一段时间里,患者、照顾他的家属、医生和护士都承受着相当大的痛苦。

病例 2 是未识别的喉痉挛以及随后不能通气、不能插管引起最严重的后果的一个例子。这个病例说明了三点:① 不管使用多少压力,用喉罩或者面罩尝试通气在解决喉痉挛时可能不成功;② 尝试气管插管是没有用的,因为无法确认喉部的开口,当声带痉挛时,无法插入气管导管;③ 使用其他的气道装置,如纤维支气管镜,可能也不成功。

病例 3 是引发急性喉痉挛的一种典型情况。镇静或浅麻醉(不是全身麻醉)和声带刺激多种因素的联合作用,在这个病例中,对声带上的病变进行活检引起了喉痉挛。虽然不常见,但病例 2 和病例 3 中喉痉挛发生的先后顺序并非罕见。由于空间的交错而非病例资料的缺乏导致无法借鉴其他喉痉挛引发死亡的病例。因为这些病例很少在文献中报道,因此它们的真实发病率是未知的。这个病例是由于患者的国际知名度,确实引起了对喉痉挛问题的关注。然而这些病例确实表明,正压通气作为主要治疗方法可能是无效的。

喉部的功能解剖学

B.雷蒙德·芬克(B. Raymond Fink)发表了两篇经典的关于人类喉部功能解剖学的图文报道[1,2]。他对这个主题的兴趣源于他在全身麻醉结束时遇到的喉痉挛临床经历。他详细的解析中显示,喉痉挛不是简单的声门开口关闭,还渗及了一系列复杂的喉部运动(图 5-1)。

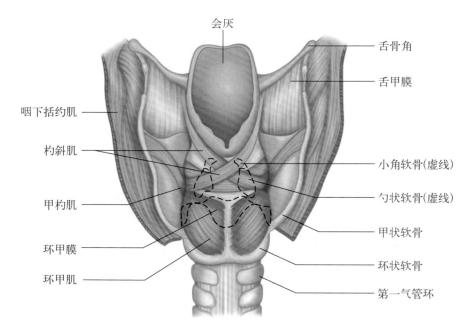

会厌

舌骨角

舌甲膜

咽下括约肌

枸斜肌

甲枸肌

环甲膜

环甲肌

小角软骨(虚线)

勺状软骨(虚线)

甲状软骨

环状软骨

第一气管环

图 5-1 喉部结构的示意图,包括肌肉,最重要的是环甲膜,可进行环甲膜切开术

这将包括喉部入口的肌肉（杓斜肌和杓会厌肌）收缩，声门的内收肌（环杓侧肌和横杓肌），声带的张力（环甲肌）和声带的外展（环杓后肌）。此外，芬克和他的同事 R. J. 德马雷（R. J. Demarest）假定，人的喉部是一种来自舌骨，下颌骨甚至颅底的肌肉和韧带连接而成的悬浮的软骨系统。这允许喉部在呼气期间进行"呼吸折叠或风箱折叠"，在吸气期间展开。这种折叠的现象在喉痉挛时进一步使喉部开口变窄。因此，当通过直接喉镜检查痉挛的喉部时，所有人看到的喉部开口是一团组织，这并不奇怪。

预防喉痉挛

多年来，已经存在了许多预防麻醉结束气管拔管时喉痉挛的技术。其中最有效的是在患者仍处于外科麻醉期进行气管拔管，因为在这种麻醉水平下不会发生喉痉挛。然而，这种技术也有许多缺点：① 必须维持患者气道直到患者从全身麻醉中苏醒。由于多种原因，对于一些患者而言这并不容易和安全；② 这种技术不能用在饱胃患者中；③ 无法保证在苏醒期不会发生喉痉挛。

即使早期气管拔管，浅麻醉和喉部分泌物的刺激联合作用也可能会导致喉痉挛。其他技术包括避免使用会导致喉痉挛的药物，如地氟醚，或者在插管前用利多卡因喷涂气管或拔管后即刻喷涂喉部。但这些技术的有效性尚未确认。因此，没有明确的技术能预防喉痉挛。

治疗喉痉挛

与预防一样，多年来，为治疗喉痉挛也出现了多种治疗方案。最普遍推荐的技术是气囊-面罩正压通气，同时配合或不需托起下颌。通常通过抬下颌角或者将下颌骨向前方移位托起下颌。虽然这种操作可以纠正舌头引起的气道阻塞，因为当下颌向前移动时，由于连接在舌头和下颌骨之间的颏舌肌的牵引作用，舌头向前移动，但是它不会纠正喉痉挛。喉痉挛时，对抗紧闭的声门，正压通气是无效的，直到患者进展至严重缺氧，声带和喉部肌肉松弛。为了克服这个问题，通常推荐给予患者静脉注射小剂量(0.5 mg/kg)或者肌内注射大一点剂量的琥珀胆碱。然而，即使是小剂量给予琥珀胆碱也有可能是无用的，且具有潜在的危险性。肌束震颤，血液中钾的释放以及可能发生的心律失常都可能危及生命安全。此外，由于无法预测何时出现喉痉挛，这种解决方案意味着每个麻醉医生必须在每次全身麻醉期间能立即使用装有琥珀胆碱的注射器进行给药。在全国范围内，这增加了麻醉的大量额外成本，以及当用不到时，会造成药物的巨大浪费。值得注意的是，没有科学研究证明托起下颌和正压通气对治疗喉痉挛的有效性或可靠性。显然，正压通气是不可靠的，或者不需要使用琥珀胆碱作为治疗的一部分。

拉森(Larson)在1998年的文章中描述了喉痉挛的最佳治疗办法[3,4]（视频5-1）。这个办法涉及确定什么是喉痉挛凹口。这个骨性的凹口位于耳垂后面，前面的边界是下颌骨冠状突，后面的边界是乳突，上界为颅底（图5-2）。当患者仰卧时，将手指置于头部两侧的凹口中，并用非常大的压力直接向内按压，同时在冠状突上向上（朝天空）拉。操作恰当，喉痉挛将在15～30 s内缓解。这个方法同时纠正了由舌头和喉痉挛引起的气道阻塞，因为通过这个手法将下颌骨向前移位了。在这个纠正喉痉挛的手法中，最重要的两个步骤就是：① 确保操作者能识别颅底；② 使用非常大的力量向内、向上推动。这里附有一个在人体模型上执行这个方法的视频，还有一个视频是在《新英格兰医学杂志》上发表的文章中在患者身上进行的视频，(N Engl J Med 2014，370：1266-1268)。这个方法在婴儿、儿童和成人中同样有效。一般来说，这个方法作用在喉痉挛两个凹口，但即使因为头部或颈部手术，只有一个凹口可用，它也能起作用。当麻醉医生在拔管后观察一会患者后无法分辨是否存在喉痉挛时，应常规即刻使用这个方法。建议在进行该操作时，在患者面部放置转运面罩，以便输送氧气。建议不要使用麻醉回路中的氧气面罩，因为在进行操作时很难将面罩固定到位。持续使用这个方法按压，直到患者能够伸手反抗或者尝试阻止这个压力。患者的这种反应被称为拉森反射(Larson reflex)。一旦出现这种现象，患者重新发生喉痉挛将极为罕见。通过对每一位拔管的患者主动进行这个手法操作，麻醉医生将在应用的时候变得非常熟练，并逐渐意识到担心喉痉挛这个并发症已成为过去（图5-3）。

持续用力向内、向上按压喉痉挛凹口将快速缓解喉痉挛。这个手法应该

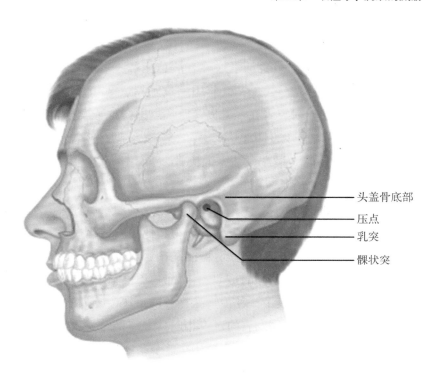

图 5－2　喉痉挛凹口的边界示意图　前界为下颌骨冠状突（标记为髁突），后界为乳突，上界为颅底。手指的压力直接向内、向上施压在头颅两侧的凹口的顶点处，如图中红点所示。压力点位于耳垂后面最头侧的部分，它与耳朵的软骨连接（未示出）。

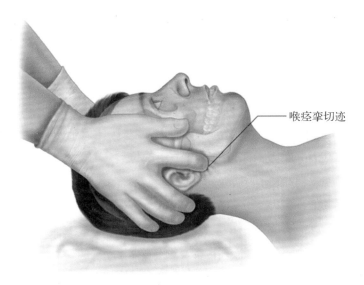

图 5－3　按压喉痉挛凹口预防和治疗喉痉挛的示例

在每 1 例气管拔管患者中使用。

存在三个问题：① "哪里验证了这种方法总能解决喉痉挛？"遗憾的是，这都是事实。一名研究者在过去的 50 年中完成了超过 20 000 次这个技术方法，没有一次失败。由于研究者在气管拔管后常规进行这个操作，因此不可能知道这些患者中真正有多少发生了喉痉挛。多年来，他还把这个方法传授给许多住院医师，没有任何人报道该技术的失败。② "这个方法是否会造成损害？"证据再次显示是否定的。研究者没有观察到进行这个手法操作后带来任何短暂或永久性并发症。③ "为什么它会起作用，机制是什么？"虽然这项技术是疼痛的，但解决喉痉挛的并不是疼痛，因为其他地方的疼痛无效。第 9 和第 10 对脑神经位于喉痉挛凹口的深处，可能是在这个位置上压力直接作用于这些神经上缓解了喉痉挛。遗憾的是，对这个问题还没有确切的答案。

值得注意的是，最近发表了一种治疗喉痉挛的系统治疗方法[5]。实质上，这个方法中推荐的建议与先前发表的建议相同。也许是因为缺乏随机对照试验，对于喉痉挛最佳的治疗方法甚至不包括在这个系统治疗方法中。

总结

当喉痉挛发生在全身麻醉结束时，对于麻醉医生来说是不安的，甚至是恐惧的。未能迅速地识别和治疗喉痉挛可能会引起严重的，甚至致命的结果。不幸的是，没有可靠的方法预防它的发生，所以我们必须做好治疗处理喉痉挛的准备。虽然提出了多种多样的治疗方法，最有效可靠的方法就是用手指用力向内、向上压两侧的喉痉挛凹口。为了获得该技术的经验和信心，建议在每次气管拔管后立即进行这个操作。在进行操作时，建议通过转运面罩提供氧气，其优点是不必由操作者保持面罩在适当的位置。

参考文献

[1] Fink BR. The human larynx：a functional study. New York：Raven；1975.

［2］Fink BR，Demarest RJ. Laryngeal biomechanics. Cambridge，MA：Harvard University Press；1978.

［3］Larson CP. Laryngospasm，the best treatment. Anesthesiology. 1998；89：1293.

［4］Larson CP. Laryngospasm：a continuing problem. In：Morgan Jr GE，Mikhail MS，Murray MJ，editors. Clinical anesthesiology. 3rd ed. New York：Lange Medical Books；2002. p. 78 - 79.

［5］Ramez Salem M，Crystal GJ，Nimmagadda U. Understanding the mechanism of laryngospasm is crucial for proper treatment. Anesthesiology. 2012；117：441 - 442.

第六章
环甲膜切开术：需要吸取的教训

　　不幸的是，在罕见情况下，麻醉医生遇到使用面罩、喉罩和气管导管不能让患者肺部通气。当这种事情发生时，唯一的选择可能是行紧急环甲膜切开术。在这种情况下，关键问题是："应该选用刀还是穿刺针建立紧急气道？"关于这个问题有争议唯一的原因是，大多数麻醉医生对这两种技术都没有实际经验，因此无法判断哪一种更好。然而，面临威胁生命的气道阻塞时，毫无疑问，哪一个更好。使用刀行紧急环甲膜切开术更快、更简单、更安全且比穿刺针技术更有效。紧急气道管理别无选择时尝试穿刺针建立通气，它应该从 ASA 困难气道法则中删除，但可能不会，因为许多设计或评估算法的成员从未在紧急情况下执行过这两项技术。研究者参与紧急气道情况下九种环甲膜切开术，所有患者均出院，并没有因为环甲膜切开术导致神经损伤或并发症，尽管没有随机对照试验，我们认为，风险效益相对比，用刀明显有利。

　　首先，利用刀更快更容易，因为与穿刺针相比，操作者使用刀或剪刀可以更快找到环甲膜或气管环和气管。50 多年来，我们一直在教授住院医师常规的经气管注射法，即使经过多次尝试，经验丰富的住院医师仍难以找到环甲膜。在紧急情况下，那样的延误是不能接受的。操作者用刀或剪刀快速地与颈部垂直或水平穿过皮肤，然后通过位于甲状软骨和环状软骨之间的环甲膜，刀插入气道旋转 90°，气道就已经建立（图 6-1）。在这点上，任何小型号的导管都可以贴着刀插入。用刀更安全，因为在颈部中线处做一个切口几乎没有任何伤害，而且可以在不到 30 s 内完成。相反，穿刺针技术却伴随着重大问题，包括辨别气管；确定穿刺针完全进入气管；当氧气源建立时避免穿刺针移动以致大量皮下气肿；建立增压氧输送系统时，即使在很有经验的情况下也需

图6-1　甲状软骨和环状软骨水平之间正中切口（环甲膜）。印第安纳州布卢明顿库克医疗公司授予的使用许可。

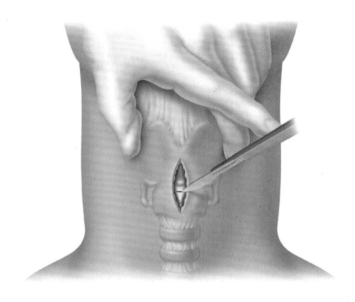

要超过5 min的时间；避免通气时因声门关闭导致张力性气胸。

最后，用刀更有效。我们知道，很多紧急气道阻塞的病例尝试使用穿刺针，所有病例患者均死亡。在未解决的紧急气道阻塞中，不存在将刀环甲膜切开术作为首要治疗选择的病例。

最近，全国报道案例，一名内科医生在一家餐厅成功地进行了一次刀环甲膜切开术，原因是一名体重超标的女性因一块肉而出现急性气道阻塞，米勒操作法失败了。如果一位内科医生在餐馆都可以这样做，那么麻醉医生在更多可控情况下如手术室和医院也应该会做。扔掉穿刺针用刀！

最近，全国媒体关注了奥克兰儿童医院的一位女孩的生命支持，争论的问题是医院工作人员想终止呼吸机而患儿母亲拒绝这样做，即使神经外科专家一致肯定患儿已经属于临床脑死亡。我们不打算讨论这个问题的正反两方面，而是想了解最初是什么导致了脑死亡。具体的案件事实还不清楚，而且由于诉讼可能不会持续很多年。然而，从公共信息中不难推测出可能发生的事情的实质，从而构建一个可供借鉴的教训。

这个女孩因为扁桃体和腺样体扩大伴随儿童肥胖，而导致慢性反复发作性部分气道阻塞性疾病。他的手术医生决定行扁桃体切除术、腺样体切除术和部分悬雍垂切除术以缓解上呼吸道阻塞症状，术后手术部位出血（报道的具体时间不清楚）。结果，发展为间歇性喉痉挛并吸入不确定量的血液至肺内。气管插管的多次尝试都失败了，可能是因为血液覆盖了所有的口咽结构，因此无法看到喉部。另外，这个女孩无疑是拼命地挣扎着呼吸，而喉痉挛也可能是一个因素。其后因呼吸道阻塞导致严重缺氧和心搏骤停，最终，插入气管导管，心功能恢复。然而，她遭受了不可逆转的神经脑损伤和临床脑死亡。

这份报道使其中一名研究者想起了另一件发生在近50年前的类似事件。一名28岁的男性来到旧金山一家医院的急诊室，主诉胸痛和呼吸困难。X线胸片显示肺呈楔形小梗死，根据病史，患者说他的右腿在1周前和儿子一起踢足球时受伤了，经检查确定他有下肢静脉血栓形成，这是肺栓塞的根源，他接受了肝素治疗，并被建议每天回来评估他的凝血状态。后来，由于感冒，他好几天没有复诊，当他再次出现在急诊室时，他主诉喉痛和吞咽困难，急诊医生在检查他的嘴和脖子时没有看到任何东西，所以送他去放射科做颈部X线检查。急诊医生还打电话给麻醉科主任，请主任去看他，并就病因和治疗提供相关建议。

完成颈部X线后，麻醉科主任拿起一个压舌器和手电筒，看了看患者的口腔。就在那一刹那，患者口腔涌出大量血液并倒在地上。拿到应急设备后，这位医生尝试面罩通气，但效果不佳。因为患者脸上有血不能扣紧面罩，多次尝试气管插管，随后经鼻盲探插管，每次将导管插入鼻腔或口腔，血液就从导管涌出。最终，他成功插入口腔气管导管，但到了那个时候，患者已经经历了相当长一段时间的低氧血症，需要心肺复苏。患者心脏持续跳动但被诊断为不可逆性脑损伤，几天后，机械通气停止了，患者也死了。尸检时诊断出一个大的、破裂的上呼吸道血肿。

此病例随后在加州大学旧金山分校的麻醉病例讨论中提出，专家一致认为，花费相当多的时间尝试气管插管是徒劳无功的，相反，他们建议这位医生应该立即去做一次紧急环甲膜切开术。在接下来的50年间，这个观点一直没有改变。

当任何程度的出血发生在鼻、口咽或上呼吸道时，尝试气管插管的时间应很少或不应花费，抢救患者的人必须用刀或剪刀，而不是穿刺针，直接进行环甲膜切开术。这是为患者的无损伤生存提供希望的唯一一项技术，也是在上面提到的奥克兰儿童医院的那位女孩身上应该做的。我们知道在她的病例中没有进行紧急环甲膜切开术，因为据报道，在事件发生的几天后，考虑做气管切开术，但是外科医生表示在死者身上没有这样的手术。

麻醉医生不仅要知道何时行环甲膜切开术是治疗的第一道防线，而且要知道如何快速进行治疗。即使在缺乏经验的人手中，紧急环甲膜切开术也是一种非常低风险的手术，任何认为他/她自己是气道专家的人都应该能够迅速和有效地做一些事情。模拟训练可为练习者提供在适当的情况下执行这一程序的基本技能，而不必在意害怕会造成永久伤害。斯坦福麻醉学系每年提供为期 2 d 的强化气道管理课程，其中包括使用猪气管模型作为气道手术入路的操作指导。这是所有斯坦福麻醉住院医师都需要的训练，并且应该提供给所有没有接受过这种训练的麻醉学员和麻醉医生。

总结

至关重要的是，每个麻醉医生都知道何时和如何做紧急环甲膜切开术。当患者在手术室或重症监护治疗病房发展为严重呼吸功能不全和低氧血症，面罩通气或喉罩通气不能纠正，并且紧急气管插管失败时，麻醉医生必须准备进行 30 s 的环甲膜切开术。同样，急性呼吸道出血导致的呼吸功能不全只能用紧急的环甲膜切开术来治疗。病态肥胖症患者有必要使其头部过度后仰，直观地解剖上覆组织或血块以分辨环甲膜。麻醉医生应该常规触诊麻醉患者的甲状软骨和环状软骨，熟悉这些解剖结构，以便紧急情况下迅速找到它们。

第七章
支气管痉挛与支气管狭窄：不同的看法

引言

有句名言，"所有的喘息并不是哮喘"。同样真实的是，"麻醉期间所有的喘息都不是支气管痉挛"。这在麻醉医生中是一种被广泛接受的观点，支气管痉挛在麻醉过程中是比较常见的。如果问一大批麻醉医生："你经历过的支气管痉挛有几例?"实际上几乎每个人都会举起手来。如果问有多少人见过多例支气管痉挛，绝大多数也会再次举起手来。很多麻醉医生认为，患者有哮喘或支气管痉挛性疾病病史，伴随持续气道高反应性，在麻醉期间可能会导致严重支气管痉挛[1,2]。

我们不同意这些观点，其中1名研究者在50多年的临床实践中从未遇到1例支气管痉挛病例。他见过许多被认为是支气管痉挛的病例，但经过仔细检查证明都是误诊。因此，支气管痉挛是麻醉期间喘息的一个相对罕见的原因，也因为如此，在临床麻醉中，常常出现误解、误诊和误治疗的情况。

全身麻醉管理下的患者出现喘息并且需要增加气道压保持足够的通气，麻醉医生首先应考虑诊断是部分气道阻塞。在通气过程中，气管扭结、分泌物或血液部分阻塞可能会产生类似喘息的声音，同时气道压力峰值也会升高。诊断和治疗的第一步是放气管导管套囊，给予气管导管吸引，或将气管旋转45°，使其正常工作。一旦这样做，麻醉医生应该把注意力集中在被动或主动支气管收缩。

正性和负性的力量都调节气道的直径,气道直径的减少可能是由正性或负性的力量造成的(表7-1)。

表7-1   麻醉期间气道阻力增加

	力	
	负　性	正　性
发病率	常见	罕见
病因学	肺容量减少	组胺释放
		刺激气道受体
呼吸音减弱	是	是
喘息表现	是	是
肺顺应性降低	是	是
气道峰压增加	是	是
腹壁肌张力	增加	不变
处理	增加肺容量	沙丁胺醇气雾剂
	加深麻醉	加深麻醉
		如果过敏,用肾上腺素
支气管扩张剂	否	是
NMB 药物	是	否

有两种正性力量直接或间接地导致气道平滑肌张力的增加而产生收缩。一种是自主神经系统,由丰富的副交感神经系统支配气道,在气道收缩方面发挥重要作用。我们认为刺激大气道内的激动受体,例如行气管插管,引起副交感乙酰胆碱释放,激动气道平滑肌 M_2 和 M_3 毒蕈碱受体,从而引起支气管收缩[2,3]。然而,这种支气管收缩反射很容易被麻醉药打断,例如,局部麻醉药在气道中的局部应用很容易阻断冲动传入,同时,传入支可以被阿托品阻断,全身麻醉药或局部麻醉药系统给药可以使全反射减弱。希基(Hickey)等人证实迷走神经电刺激所致迷走神经支气管收缩可被 0.5 最低肺泡有效浓度(minimum alveolar concentration,MAC)氟烷阻断[4],七氟醚、异氟醚和氟烷已被证实在低浓度时就是有效的支气管扩张药。

第二种调节气道直径的正性力是化学作用,最重要的化学介质是组胺,储存在气道的肥大细胞中。麻醉药引起组胺释放，作用于 H_1 受体，导致支气管平滑肌收缩，其中最引人注目也是非常罕见的一种是过敏反应，在给麻醉药后 5 min 内表现为喘息（哮喘），肺顺应性降低，血压显著降低，心动过速。如果没有迅速给予肾上腺素，有可能发生心脏停搏。神经肌肉阻滞药罗库溴铵和维库溴铵是引起过敏反应最常见的麻醉药。

气道平滑肌上分布 α 受体和 β_2 受体，兴奋 α 受体导致气道收缩，但这种反射弱，且在调节气道直径方面可能不重要。激动 β_2 受体，例如，循环肾上腺素，激活腺苷酸环化酶，增加环磷酸腺苷浓度，可以使气道平滑肌松弛[2]。β 肾上腺素抑制剂（如普萘洛尔）将会减弱这一反射，在给药后可能会使某些患者出现支气管显著收缩。目前尚不清楚吸入麻醉药是否通过激动 β_2 受体而引起支气管扩张，但有证据表明氯胺酮可能通过这种机制引起支气管扩张。相反，吸入麻醉药直接作用于气道平滑肌以产生支气管舒张作用是公认的，最大扩张将发生在 0.5 MAC 或以下。

正常患者，甚至大多数有哮喘或其他支气管痉挛性疾病病史的患者，在病情缓解时气道阻力正常。在正常肺容量时，气道处于或接近最大扩张，气道阻力测量值在 0.098 kPa/(L·s) 的正常范围内或更少。因此，支气管扩张药的使用不会增加气道直径或降低气道阻力。

没有被广泛认识和认可的是，影响气道直径的唯一最重要的决定因素是肺容量。随着肺通气过程中肺容量的增加，负压上升和肺泡扩张对所有气道施加径向牵引力而增大。在机械通气时，正压通气使气道扩张，因为这个原因，气道阻力减小而气道电导（电阻的倒数）增加[5]，即使是大气道，如气管和主支气管，也会扩张。相反的情况是随着肺容量的减少而发生的，胸内压力的降低和气道径向牵引力的丧失使其变窄，肺容量损失越大，气道就越狭窄。布里斯科（Briscoe）和迪布瓦（Dubois）在 26 名不同体型、不同年龄的患者中证实，肺容量与气道阻力和气道电导密切相关（图 7-1）[6]。塔梅林（Tammeling）和斯勒伊特（Sluiter）证实气管直径受肺容量影响（图 7-2）。19 名健康男性，在最大吸气期间胸内气管直径从 80%～100% 不等；在最大呼气期间，胸内气管直径从 20%～60% 不等。随着最大呼气量增加，气管直径明显变得狭窄。

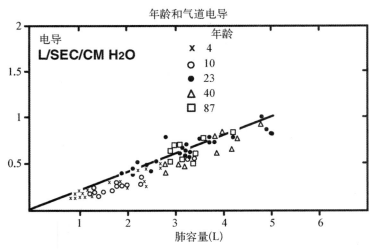

图7-1 年龄与气道电导和气道阻力的关系分别在不同肺容量下进行了研究[6]。经美国临床调查学会许可再版。

图7-2 最大吸气量和最大呼气量引起的食管压力变化对19名健康男性胸内气管直径的影响[7]。经美国胸学会允许再版。①

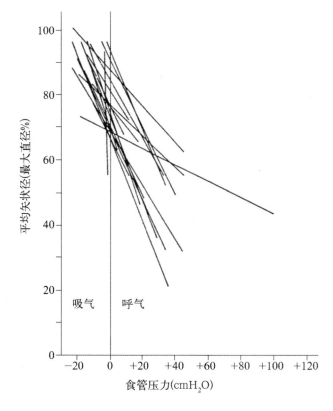

① 注：1 cmH_2O=0.098 kPa

几年前，我们做了一项简单的研究，将麻醉过的狗固定在一个坚硬牢固的框架里进行透视检查，这些狗吸入了不透射线的钽粉，它勾勒出了支气管树的轮廓。关键的发现是，当肺容量因胸围而减小时，气道变小，气道变得非常狭窄或完全关闭。扩张肺部有相反的效果。同样，在人类身上，最大呼气后使用紧身胸带会导致喘息，明显降低顺应性，在下述任何一种情况下，支气管呼吸音或"支气管痉挛"均无改变。

在全身麻醉或局部麻醉过程中，对患者所做的几乎所有事情都会导致肺容量的减少。有很多文献研究表明全身麻醉时肺容量减少。术前镇静、仰卧位、麻醉给药，尤其是神经肌肉阻滞剂使用、气管插管期间正压通气开放气道都会使膈肌抬高和肺容量减少。然后建立一个标准的潮气量，我们应该充分认识潮气量不是肺容量，在这种常见的情况下，无论是什么潮气量，都是从肺容量减少开始的。如果肺容量减少，那么患者可能是处于截石位或特伦德伦堡体位，或是肥胖导致腹部肿大、腹部肿块、妊娠或限制性肺疾病的患者，最终结果是肺容量减少，导致气道直径严重减小，表现为喘息和肺顺应性降低。临床解释通常是"支气管痉挛"，但事实上，呼吸道肌张力并没有改变。对已发表的"支气管痉挛"病例报道的回顾表明，很少有研究者认为肺容量的丧失是一种可能的原因，在称为"支气管痉挛"之前并没有排除它[8-11]。在每一份报道中，都指出了支气管痉挛的原因，但都没有考虑到患者可能丧失了肺容量。

一些大型研究报道，支气管痉挛的发病率在有哮喘史的患者中为0.8%～20%[12-14]，这种巨大的变异被认为主要是由于研究人群中哮喘的严重程度不同所致，然而，在这些研究中都没有任何迹象表明研究人员对支气管痉挛的原因是否是肺容量减少而进行了仔细和系统的分析。而不是因为存在哮喘病史就假设病因是支气管痉挛。

局部麻醉时也会出现肺容量减少的情况，大腹患者行脊椎或硬膜外麻醉，麻醉平面达到T8或更高水平时，可能会引起膈肌明显抬高，并出现"支气管痉挛"的临床表现。据报道，在局部麻醉过程中，支气管痉挛的原因可能是肺容量的丧失，而不是气道平滑肌的"痉挛"[15]。

一个典型的"支气管痉挛"的例子是这样一种情况，即在有长期吸烟史的成年男性全身麻醉时诱发。诱导药物是丙泊酚或戊巴比妥后给以琥珀胆碱，在成功的气管插管之前或之后，使用吸入麻醉药。几分钟后，麻醉医生注意到喘息,肺部人工通气有困难。尝试加深麻醉,使用七氟醚、异氟醚,地氟醚或丙泊酚,同时雾化吸入沙丁胺醇以缓解"支气管痉挛",随着时间的推移,患者的病情逐渐好转,通过人工或机械通气,喘息停止和气道峰值压力恢复到一个更正常的值。实际发生的是,气管插管刺激了气道中的刺激物受体,而且由于麻醉不足和神经肌肉阻滞,患者收缩腹肌的反应,如咳嗽或"反流",从而明显降低肺容量。使用非去极化神经肌肉阻滞药,如罗库溴铵或维库溴铵,可放松腹部肌肉,改善通气。当然,这两种药物对气道平滑肌都没有任何影响,所以"支气管痉挛"的原始诊断是错误的。问题是肺容量减少,而不是气道肌肉痉挛。吸入麻醉药很容易对抗任何气道平滑肌收缩的趋势,因为这些药物在低剂量下是有效的支气管扩张药。当麻醉医生使用更长时间的非去极化药物进行气管插管时,这种事件发生的概率较低。

厂家主动撤销神经肌肉阻滞药瑞库溴铵,因其在临床应用中,报道有几例小孩和成人在气管插管时出现支气管痉挛,在诊断支气管痉挛之前,没有任何病例报道证实肺容量没有减少[16,17]。随后,乔斯特(Jooste)等人观察到在中国仓鼠卵巢细胞培养模型中,川芎嗪对 M_2 的亲和力高于 M_3 毒蕈碱受体[3]。他们得出结论,瑞库溴铵可能增强支气管收缩,通过阻断副交感神经上 M_2 受体,从而释放乙酰胆碱引起 M_3 毒蕈碱受体介导的支气管收缩。虽然这一观察可能是正确的,但可能与"支气管痉挛"患者的报道无关,事实上,"支气管痉挛"是由于肺容量减少而导致的气道直径减小。

区分因肺容量减少而增加的气道阻力和因气道平滑肌痉挛而增加气道阻力的重要原因是治疗方法不同,体积相关的气道直径减小的治疗方向是增加肺容量,最有效的药物是神经肌肉阻滞药,以及增加潮气量和建立呼气末正压或持续气道正压。气道平滑肌痉挛的主要治疗方法是气雾剂化支气管扩张药或肾上腺素治疗罕见的过敏反应。此外,无论气道阻力增加是由于肺容量减少还是支气管痉挛,加深麻醉都会缩短收缩时间。

总结

喘息和需要显著增加气道压力以维持有效通气的需要在全身麻醉期间以

一定频率出现。遇到这种情况时，首先要做的事是松开气管导管套囊调整，导管位置恰当，足够深度吸引，排除或解决分泌物、血液、导管扭曲所致的部分气道阻塞，一旦这样做了，并且临床上发现的症状持续未改善，就应该考虑被动增加气道阻力或正性的支气管收缩。

在全身麻醉或局部麻醉中，由于肺容量减少而引起的气道阻力增加远比气道平滑肌痉挛引起的支气管收缩更为常见，即使预期因素看似是气管插管引起。因此，麻醉医生应该通过努力确定肺容量是否因为咳嗽或呛咳而大幅下降，并通过加深麻醉或神经肌肉阻滞药来纠正它。麻醉医生不应浪费宝贵的时间使用支气管扩张药，因为它很少有益处。如果怀疑突然发作的支气管收缩和循环功能不全是由于过敏引起，即刻静脉滴注肾上腺素 0.05～0.1 μg/（kg · min）。

参考文献

［1］ Pizov R，Brown RH，Weiss YS，Baranov D，Hennes H，Baker S，Hirshman CA. Wheezing during induction of general anesthesia in patients with and without asthma. Anesthesiology. 1995；82：1111 - 1116.

［2］ Hirshman CA. Airway reactivity in humans：anesthetic implications. Anesthesiology. 1983；58：170 - 177.

［3］ Jooste E，Klafter F，Hirshman CA，Emala CW. A mechanism for rapacuronium-induced bron-chospasm：M2 muscarinic receptor antagonism. Anesthesiology. 2003；98：906 - 911.

［4］ Hickey RF，Graf PD，Nadel JA，Larson CP. The effects of halothane and cyclopropane on total pulmonary resistance in the dog. Anesthesiology. 1969；31：334 - 343.

［5］ Larson CP，Nadel JA. Relationship between airway conductance and airway volume in man. Fed Proc. 1963；22：340.

［6］ Briscoe WA，Dubois AB. The relationship between airway resistance, airway conductance and lung volume in subjects of different age and body size. J Clin Invest. 1958；37：1279 - 1285.

［7］ Tammeling GJ，Sluiter HJ. The influence of lung volume, flow rate, and esophageal pressure on the sagittal diameter of the trachea in patients with and without airway obstruction. Am Rev Respir Dis. 1965；92：919 - 931.

［8］Gold MI. Treatment of bronchospasm during anesthesia. Anesth Analg. 1975；54：783－786.

［9］Johnson EB, Gold MI. Bronchospasm during pelvic surgery：prostaglandin-kinin pathogen-esis? Anesth Analg. 1983；62：104－108.

［10］Durant PAC, Joucken K. Bronchospasm and hypotension during cardiopulmonary bypass after preoperative cimetidine and labetalol therapy. Br J Anaesth. 1984；56：917－919.

［11］Cooley DM, Glosten B, Roberts JR, Eppes PD, Barnes RB. Bronchospasm after intramuscular 15 － methyl prostaglandin F2a and endotracheal intubation in a nonasthmatic patient. Anesth Analg. 1991；73：87－89.

［12］Olsson GL. Bronchospasm during anesthesia. A computer-aided incidence study of 136,929 patients. Acta Anaesthesiol Scand. 1987；31：244－252.

［13］Kumeta Y, Hattori A, Mimura M, Kishikawa K, Namiki A. A survey of perioperative broncho-spasm in 105 patients with reactive airway disease. Masui. 1995；44：396－401.

［14］Warner DO, Warner MA, Barnes RD, Offord KP, Schroeder DR, Gray DT, Yunginger JW. Perioperative respiratory complications in patients with asthma. Anesthesiology. 1996；85：460－467.

［15］Mallampati SR. Bronchospasm during spinal anesthesia. Anesth Analg. 1981；60：839－840.

［16］Naguib M. How serious is the bronchospasm induced by rapacuronium? Anesthesiology. 2001；94：924－925.

［17］Meakin GH, Pronske EH, Lerman J, Orr R, Jaffe D, Savaree AM, Lynn AM. Bronchospasm after rapacuronium in infants and children. Anesthesiology. 2001；94：926－927.

第八章
饱胃患者管理

引言

在麻醉诱导、维持和恢复过程中保护气道对于避免肺部误吸的后果是必不可少的,因为误吸对麻醉医生和患者都是致命的。从口咽吸入清亮液体进入气道,所谓的"静默性误吸"可能是比较普遍的(尽管确切的发生率并不清楚),而且没有伤害。更令人关注的是胃中反流液体和(或)固体物质的吸入,幸运的是,这种吸入性是相对罕见的,这会导致那些提供全身麻醉的医生自满,未能认识到导致误吸的情况。

肺误吸发生率

华纳(Warner)和他的同事发表的一项回顾性研究中,对成人的这一情况进行了全面广泛的分析[1],他们定义肺误吸为"气管支气管树中有胆汁分泌物或颗粒物质"或"术前胸片或体格检查无异常而术后 X 线片发现浸润",172 335例给予 215 488 次全身麻醉药,其中 67 例出现误吸。

根据梅奥诊所的统计数据,平均每年完成 600 例全身麻醉的麻醉医生大约每 5 年就会遇到一次肺误吸。

然而,麻醉医生有用比平常更多的紧急麻醉药(1∶895)或者患者 ASA

分级Ⅳ或Ⅴ(1∶1 401)，但对于绝大多数麻醉医生而言也意味着每年少于 1 次的肺误吸。这项研究和其他研究都表明，肺误吸是一种罕见的情况。华纳研究中那些误吸的患者，大约一半(52 名中的 24 名)接受择期手术的和 15 名急诊患者术前有一项或多于一项被认为易误吸的情况，包括肠梗阻、肥胖、术前服用阿片类药物、意识淡漠和在 3 h 内进食，67 例中 57 例麻醉诱导或气管插管时发生误吸。尽管在所有情况下使用环状软骨压力，但误吸仍有可能发生。这是否意味着压迫环状软骨在防止误吸方面是无效的？这一问题将在本章后面得到更多的讨论。

肺误吸的后果

在很多情况下，肺误吸引起的后遗症很少或没有，在华纳的研究中，64%的患者(66 名中有 42 名)没有出现任何与此事件相关的症状，他们平平安安地康复。其余 24 名在事件发生 2 h 内出现肺误吸症状和体征，包括咳嗽、哮鸣音、吸入空气时动脉血氧饱和度降低，X 线片证实肺误吸。在 24 名患者中，18名需要特殊的呼吸或治疗，13 名需要机械通气；6 名出现成人呼吸窘迫综合征(ARDS)，3 名死于呼吸衰竭。虽然死亡率只有 1∶71 829，但严重的误吸是致命的。增加死亡可能性的四个因素是：年龄和健康、吸入量、吸入酸度、吸入物。有肺部或心血管疾病的老年患者，如果发生肺部误吸，死亡的风险就会增加。显然，吸入量虽然在临床实践中很少被量化，但越大，死亡或严重残疾的风险就越大。同样，吸入的酸度 pH 在 2.5 以下，对肺的损害就越严重。最后，对阻碍主要气道的固体物质的吸入，或对吸入诸如粪便等感染性高的物质，在任何年龄都有很高的死亡率。

禁食的重要性

麻醉期间，所有制定旨在防止胃内容物误吸的措施中，禁食是最普遍也是最重要的，认识到餐后胃排空率变化很大，ASA 实践指南推荐麻醉医生建议成人和儿童择期手术,6 h 内禁食流质,8h 内禁食丰盛食物,2 h 内禁饮。对于婴儿,禁食建议是:清澈液体 2 h,母乳 4 h,婴儿配方奶粉和非母乳 6 h[2](表 8-1)。

表 8-1 ASA 术前禁食实践指南

清亮液体	2 h
母乳	4 h
非母乳	6 h
轻质固体食物	6 h
重固体食物	8 h

预防性药物的使用

预防性药物的使用,如抗酸药(枸橼酸钠)、H_2 受体阻滞药(西咪替丁,雷尼替丁)、止吐药(昂丹司琼,多拉司琼),或促进胃排空药物,增加食管下段括约肌蠕动(甲氧氯普胺),预防或减轻肺部误吸严重程度是有争议的。在华纳的这项研究中,只有一半的误吸患者接受过预防性药物治疗,误吸发生率和严重程度与未接受药物治疗的患者无差别。其他研究也得出类似的结果,ASA 工作团队从现有的数据分析关于术前禁食得出结论,没有足够的证据表明:减少胃酸或胃容积,或使用止吐药可以减少肺误吸发生率和后遗症。虽然现有证据质疑用抗酸药,H_2 受体拮抗药和增强胃排空的药物预防药物的价值,但由于不这样做的法医学后果,继续使用其中一种或多种可能是明智的。

虽然预防性药物可能有帮助,但麻醉医生不应依赖它们来预防或减轻肺部误吸的影响。

胃食管反流疾病(GERD)

这种情况在麻醉学实践中已变得突出起来,询问患者是否有 GERD 症状,成为每一位将做麻醉的患者都需要被问到的问题。它被定义为胃内容物进入咽喉的被动运动，偶尔会进入喉咙，引起食管和口咽黏膜的刺激。患者可能会感觉到胸骨下烧灼感，这种感觉在过去常被称为"烧心"。

关于 GERD，我们了解什么？非常遗憾，不是很确切！我们都知道GERD 很普遍，虽然不是所有患者，但绝大多数患者都会经历一次或多次GERD，尤其是在暴饮暴食后上床睡觉，吃油炸、油腻或辛辣的食物或过量饮酒时。美国国立卫生研究院数据显示，超过 6 000 万的美国成年人每月至少经历一次 GERD，每天有 2 500 万人遭受 GERD 的侵害。然而，没有明确的标准来描述 GERD 从一个偶然的、无关紧要的事件转变为一种疾病。此外，在麻醉文献中，GERD 常被称为轻度、中度或重度，但没有数据记录每一类的构成。严重程度是否取决于发作频率、反流量、症状强度、对药物的反应或这些因素的某种组合？

胃肠病学专家分级 GERD 依据胃食管镜检查，或 X 线双钡餐检查发现黏膜损伤。然而，大多数报道中的 GERD 患者从未进行过上述任何一项检查。最后，虽然尚未详细研究 GERD 患者的肺部误吸发生率，但病史和临床经验可以肯定地表明，这些患者在麻醉期间很少有临床意义上的误吸。

由于在麻醉诱导过程中 GERD 与肺误吸之间没有科学的联系，我们该如何处理有 GERD 病史的患者？当访视这样的患者时，有两个问题很关键。首先，当他/她没有吃东西的时候是否有 GERD？如果答案是否定的，那么对于那些在手术前是禁食的患者来说，这是一个不成问题的问题。其次，GERD 的症状是否由饮食和（或）药物（抑酸药、H_2 受体阻滞药，质子泵抑制剂）控制？如果答案是肯定的，那么建议患者在手术当日服用平时服用的药物。大多数GERD 患者会被分为这一类或两类，其他防止误吸的措施是不必要的。否则，就意味着几乎所有的患者都是预防误吸的入选对象。

目前的材料显示：只有那些在禁食或服药时有 GERD 症状的患者，才需要在进行麻醉诱导和气管插管时，作为潜在的误吸候选对象来管理。

是不是所有具有 GERD 病史的患者，行全身麻醉时都有必要进行气管插管？不幸的是，很少有研究来回答这个问题，谨慎者可能建议，患者服药或禁食后有症状的，在全身麻醉时应行气管插管。对所有其他的患者，没有明确的指南。一项研究表明，在全身麻醉期间，置入喉罩的患者发生食管反流的概率比使用面罩的患者要高,但没有一例表现出肺误吸症状[3]。

食管裂孔疝

已知患裂孔疝的患者应始终作为肺误吸管理的入选对象,因为疝囊的容量和内容物不清楚,疝囊通常低于食管括约肌,但隔膜对预防反流没有作用,其内容物在麻醉诱导时可能容易进入食管。

饱胃策略

肺误吸候选对象的患者,可分为两组中的一组,两组间的差异基于胃内压力。在胃内压力正常的患者中,胃可能是部分或完全饱满的,但通常是在一个大气压,因为大多数患者会打嗝,以降低压力到一个大气压。

容易肺误吸的情况

第一组:正常胃内压

1. 手术前 6 h 内进食足量食物
2. GERD 没有饮食和药物控制
3. 需要紧急手术的创伤患者
4. 手术治疗突然发作的疼痛,有无麻醉治疗
5. 极端年龄接受非择期手术
6. 食管裂孔疝

在第二组中,患者的胃压力可能远远超过一个大气压,这意味着全身麻醉时可能出现大量误吸。胃内压力增高的患者可能有近期呕吐史,但这并不意味着一定要充分减轻胃压力,因为胃内压力升高的原因还没有得到纠正。

容易肺误吸的情况

第二组：胃内压增加

1. 肠梗阻

2. 消化道出血

3. 妊娠、腹水、腹部肿瘤等引起的腹胀

一些研究建议在所有急需紧急麻醉的情况下进食的患者，插入胃管减压。然而，在大多数胃内压力正常的患者中，这一建议是不实际的，不可行的，甚至是没有必要的。然而，对于胃内压力增高的患者，在诱导全身麻醉前，考虑插入口胃管或鼻胃管减压胃是非常重要的。使用这种管路的目的是确保胃内压力不超过一个大气压。通常情况下，肠梗阻或消化道出血的患者已经有一个胃管。但如果没有，在开始诱导前最好先经口或经鼻插入管。如果怀疑胃内压力升高的患者在术前拒绝允许插入这样的管路，谨慎的做法是将其记录在知情同意书中，并让患者签名。

强烈建议任何怀疑肠梗阻或消化道出血患者在术前经口或经鼻留置胃管。

在麻醉诱导前拔除胃管一直是一种惯用的做法，人们担心胃管影响面罩通气，它像灯芯一样，可以使胃内容物沿着它的轨迹进入食管-咽喉，并导致误吸。然而，最近在尸体上的研究表明，这种灯芯效应并没有发生，胃管可能在诱导期间和插管时促进胃排空。哪种做法更安全还没有确定。

尽管肺误吸在婴儿、儿童中与成人一样罕见，但有胃扩张或肠梗阻的婴儿很容易发生肺误吸[4]。婴儿有吞咽大量空气的倾向，在哭泣或紧张时会产生较高的腹内压力，这两者都会大大增加胃内压力，麻醉诱导时可能出现反流和误吸。此外，与儿童或成人相比，婴儿可能更难施加有效的环状软骨压力。因此，对于胃扩张或怀疑肠梗阻的婴儿，建议在麻醉诱导前经口或鼻管减压。

预给氧

全身麻醉诱导前预给氧可能导致吸入性肺不张，但建议所有的患者都这样做。尤其是有误吸风险的患者,这样做更重要。快速、有效的预氧处理的两个关键是紧密恰当的面罩和高的气体流量。戴紧面罩可防止室内空气进入,高氧量(约 10 L/min)迅速取代患者肺部的空气(呼气功能正常呼气结束时肺部的功能残余容量或气体体积,成人呼气量为 2～3 L),更重要的是麻醉回路中的空气量,可能会大到 7～8 L。如果遵循这两个步骤,患者是否进行正常的呼吸或深呼吸并不重要。通过这项技术,每一次吸入的气体都会含有纯氧。事实上,患者最好不要深吸气,因为这样做会增加口罩下的负压,如果面罩不合适,则会增加空气夹带的可能性。当潮气量氧浓度接近 85%～90% 时,预给氧就完成了。

肺误吸预防

在误吸方面,从全身麻醉诱导开始到气道被保护期间,有两件事是值得关注的,分别是主动呕吐和被动反流。主动呕吐最好的预防是在控制气道前,确保建立充分的麻醉和肌肉松弛。这是指在麻醉诱导和维持期间,药物剂量(丙泊酚、硫喷妥钠、依托咪酯或氯胺酮)和神经阻滞药(琥珀胆碱或罗库溴铵)合适,维持足够深度麻醉和时间。如果患者有充分的麻醉和肌肉松弛,就不会主动呕吐。显然,每个患者所使用的药物剂量必须是个体化的,但重要的是要记住,给患者不适当的剂量会增加误吸的风险。我们可以用罗库溴铵代替琥珀胆碱来诱导,满足插管喉部的肌肉松弛。在适当的剂量和充分的全身麻醉下,罗库溴铵一般在给药后 1 min 内为插管提供足够的条件。此外,如果遇到任何与喉镜有关的问题,罗库溴铵会在一段较长的时间内提供肌肉松弛,以解决问题。相反,丙泊酚(或硫喷妥钠)和琥珀胆碱的顺序可能不能给麻醉医生建立气道所需的时间。由于丙泊酚(或硫喷妥钠)可能会迅速从大脑中重新分布,而且琥珀胆碱可能被迅速代谢,所以每次使用这种技术时,插管的时机必须是合适的。如果不是,麻醉医生在试图插管入喉时可能出现不可接受的临床状况。此外,患者可能在插管前开始呕吐,而且肺误吸在主动呕吐时不易通过压迫环状软骨预防。

不使用罗库溴铵的唯一原因是担心气管插管困难。如果事先怀疑,那么清醒纤维支气管镜插管是首选的麻醉技术。如果在罗库溴铵诱导麻醉和肌肉松弛后遇到意外的插管困难，大部分可以通过使用 Cook(Frova)插管导管来解决。在标准和 Cook 插管技术都失败的特殊情况下，我们可以使用计划 C（一种通过喉罩进行纤维辅助插管的技术）同时压迫环状软骨[5]。有时，在插入喉罩或通过喉罩远端插入光纤管时，可能需要短暂地去除环状软骨压力。

　　被动反流最好是通过有效的环状软骨压力来处理，而不考虑食管外侧运动的影响(图 8-1)。麻醉医生必须确保施加压力的助手能在开始诱导前，正确识别环状软骨。一旦诱导开始，助手应该抵靠食管按下环状软骨并且稳定颈椎，他/她可以用自己的前臂肌肉保持压力，直到指令停止。没有人的前臂力量可以足够损伤环状软骨和被支撑的颈椎。有人建议，30～44 N(3.178～4.54 kg)的力是最佳的，但是它的应用是不现实的，因为被要求施加环状软骨压力的人很少有机会在操作之前校准压力。适当施加环状软骨压力(后向上)不应影响喉镜下喉口的显示。

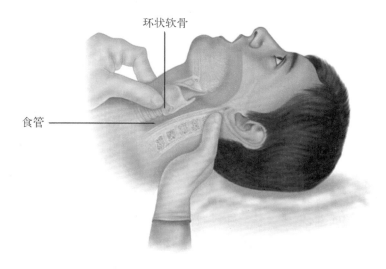

环状软骨

食管

图 8-1　演示如何正确地向下施加环状软骨压力

由于麻醉医生依靠环状软骨压力来防止被动反流，所以必须正确进行。

　　环状软骨压力实施失败的原因还没有被明确记载，我们认为，失败有两个原因：① 没有正确的使用技术；② 使用环状软骨压迫来阻止主动呕吐误吸。环状软骨压迫设计是用来阻止被动反流的。它对主动呕吐引起的误吸从来就不是有用的,但人们认为环状软骨压迫可以降低食管下段张力。如果是这样的话,那就无关紧要了,因为一个人不是依靠括约肌张力来防止被动反流。

快速顺序诱导

任何针对误吸可能的麻醉管理是立即采取快速顺序诱导,"快速顺序诱导"在麻醉学是最糟糕的术语,不幸的是,它是如此地嵌入在我们专业的词汇中,所以术语的任何改变都是难以实现的。但改变是绝对必要的！这个术语错在哪里?"快速"一词强烈地意味着,从麻醉诱导到用气管导管插入气管的过程必须迅速、快速或敏捷地完成。从来没有研究表明诱导的快速性与误吸发生率之间有何关系(即从注射诱导药物到气管插管成功的时间)。如果速度很重要,那么无论在道德上还是伦理上,最有经验、最熟练的气管插管技术人员都可以完成这项工作。然而,这不是在临床实践中所做的！每一个接受训练的麻醉医生都必须学会如何管理那些有误吸可能的患者,因此,经验较少的医生通常被允许,甚至鼓励他们进行气管插管,而更有经验的医生则负责监督。因此,这一进程没有尽可能快地完成。如果患者和患者的家属知道"快速诱导和插管"是重要的,但关键的插管任务是由技术较低的医生来完成,而更熟练的医生负责监督,他们会感到愤怒。

对整个过程来说,一个更好的术语是"安全顺序诱导"。这使得快速性不再是一个问题,因为在现实中,重要的不是一个人完成这项工作的速度有多快,而是一个人如何安全地完成这项工作。诱导和插管期间的安全由以下组成:① 在有指征的情况下,经口或鼻插入胃管降低胃内压;② 充分的麻醉和神经肌肉阻滞预防主动性呕吐;③ 适当施加环状软骨压力,防止被动反流。那么谁来做插管或者气管插管的速度已经不再是一个问题了。

安全顺序诱导的另一个组成部分是在等待诱导药物生效时肺部的通气。为什么这部分重要?原因有两个:① 在压力不超过 1.96 kPa 的情况下缓慢地进行肺通气,即使延长插管时间,也可降低低氧血症和(或)高碳酸血症的风险。② 遇到比预期困难的插管或需要换人尝试时,插管前知道通气正常可以让人安心。在这种通气方式下,适当的环状软骨压迫将防止任何氧气进入胃,如果在环状软骨压迫下通气是困难的，环状软骨压迫更向下（向胸部），以及向后面可能有帮助。没有文献表明，缓慢的肺通气会增加误吸的风险。

最近的一项体外研究表明，用水溶性润滑剂润滑气管导管，可降低插管后误吸的风险，也许是套囊的存在封闭了通道。对于那些易受误吸影响的接受手术的患者来说，这是否有价值还有待证实。麻醉期间定期抽吸口咽也是可取的。

最后，患者在麻醉期间和诱导期一样容易受到肺误吸的影响。因此，气管导管必须放置到位，直到气道保护反射恢复。这通常意味着患者应该能够对指令做出反应，并且能够在拔除导管之前，有力地咳嗽。

总结

肺误吸尽管是罕见事件，但一旦发生了，可能会导致残疾和死亡。因此，对于麻醉医生很重要的是，知道误吸可能发生的情况，以及如何处理。术前禁食仍然是预防误吸的基石，相反地，预防性药物在减轻误吸影响方面的价值仍然存在争议。GERD 与误吸的关系不明确，这种疾病很可能只有在没有饮食或饮酒，或者没有服用预防性药物的情况下才是重要的。在治疗胃内压力增高（肠梗阻、消化道出血等）的患者时，强烈建议术前经口或经鼻放置胃管。在麻醉诱导前，有效的预给氧对于有可能误吸的患者来说是非常重要的，从诱导至气管插管的过程当中，建立充分的麻醉和肌肉松弛并合理使用环状软骨压迫，可以很好地防止误吸。最后，在等待诱导药物的最佳效果的同时，对肺进行缓慢的通气。遵循这些准则将可以达到"安全顺序诱导"。

参考文献

［1］ Warner MA，Warner ME，Weber JG. Clinical significance of pulmonary aspiration during the perioperative period. Anesthesiology. 1993；78：56 - 62.

［2］ ASA Task Force on Preoperative Fasting. Practice guidelines for preoperative fasting and the use of pharmacologic agents to reduce the risk of pulmonary aspiration： application to healthy patients undergoing elective procedures： a report by the

American Society of Anesthesiologist Task Force on Preoperative Fasting. Anesthesiology. 1999；90：896 - 905.

[3] Ng A，Smith G. Gastroesophageal reflux and aspiration of gastric contents in anesthetic practice. Anesth Analg. 2001；93：494 - 513.

[4] Warner MA，Warner ME，Warner DO，Warner EJ. Perioperative pulmonary aspiration in infants and children. Anesthesiology. 1999；90：66 - 71.

[5] Larson Jr CP. A safe，effective reliable modification of the ASA difficult airway algorithm for adult patients. Curr Rev Clin Anesth. 2002；23：3 - 12.

第九章
氧化亚氮：用还是不用

1783 年，约瑟夫·普里斯特利(Joseph Priestly)公布了他所研究的一种药物，那个时候他把这种药物称为"缺乏燃素的氧化空气"。他的朋友汉弗莱·戴维(Humphrey Davy)在实验室里继续研究了这种药物 2 年，他将这种药物称为氧化亚氮(笑气)，并且在 1800 年将其公布于世。他研究发现，临时吸入 4～5 次的氧化亚氮可以缓解头痛以及消化不良的症状，在一些情况下还可以缓解牙龈肿痛。不过一段时间以后疼痛会再次出现，但是较刚一开始相比却明显减轻。戴维学习化学的同事们也认可了他的发现，但是他们并不认同说氧化亚氮可以缓解手术过程中的疼痛。1844 年，加德纳·昆西·科尔顿(Gardner Quincy Colton)发现，可以通过将人们吸引到自己租来的大厅内听取一场有关化学的讲座，在此过程中让他们吸入氧化亚氮，同时他也可以通过这种方式来赚取学费。这种吸入性的气体可以触发响亮的笑声，这不仅可以逗笑观众们，同时也能使演讲更加生动有趣。一名在哈特福德州的牙医霍勒斯·威尔斯(Horace Wells)，在一次偶然的情况下也参加了一场类似的讲座，随后在他的同事为他拔牙的时候，他请求科尔顿为他使用氧化亚氮。当科尔顿在美国和英格兰持续为拔牙的患者使用氧化亚氮时，乙醚以及氯仿吸引了很多一直致力于研究提高手术过程中麻醉效果人们的注意力。1868 年，E. 安德鲁斯(E. Andrews)医生在芝加哥医学院公布了一项自己的研究：吸入 75% 的氧化亚氮混合 25% 的氧气对手术麻醉有效，随后他也将此麻醉方案应用于手术患者当中。在随后的 50 年里，随着将氧化亚氮与氧气混合以及输送方法的不断提高，氧化亚氮成了临床麻醉当中一种不可或缺的辅助用药。随着"平衡麻醉"这一词汇逐渐出现在麻醉学领域的词典里，氧化亚氮与镇静催眠药

（硫喷妥钠），阿片类药（吗啡，哌替啶）以及神经肌肉阻滞药（琥珀胆碱，右旋筒箭毒碱）的联合使用也越来越受到重视。一直以来氧化亚氮都被认为是一种可以避免缺氧的气体混合物，而且可以广泛安全地应用于大多数患者。

在过去的 30 年里，随着关注点的不断增多，有些人认为氧化亚氮可能不是最初认为的那么安全[1]。当然这已经不是一个最新的关注点了。1944 年，拉尔夫·沃特斯（Ralph Waters）医生写道，由于输送一种低氧性气体技术的限制以及氧化亚氮并没有肌肉松弛作用，限制了其在临床当中的应用[2]。甚至在 2015 年，这些问题仍然在美国的手术室里出现：我们是否可以将氧化亚氮应用于这一患者？本章介绍了氧化亚氮的优点以及缺点，因此麻醉医生可以自己根据实际情况来决定在实施麻醉的过程中是否可以使用氧化亚氮。

氧化亚氮的优点

氧化亚氮的优点
中等程度的镇痛
起效快，恢复快
循环支持
价格不贵
对于恶性高热的患者是非常安全的

1. 镇痛作用

氧化亚氮一个非常重要的优点是它可以在单独使用的时候产生镇痛作用，而且随着剂量的增加，镇痛作用也会随之增强。但是氧化亚氮的最高使用浓度为 60%～70%，否则将会出现缺氧，而这种浓度却不能满足手术的镇痛要求。因此为了麻醉手术的需要，氧化亚氮必须与其他麻醉药联合使用，如丙泊酚、阿片类药物（芬太尼、哌替啶、二氢吗啡酮），或者吸入麻醉药（七氟醚、地氟醚、异氟醚）。氧化亚氮的 MAC 是 105，因此当吸入 60% 的氧化亚氮时，可以使其他麻醉性镇痛药物的用量减少50％左右。然而，由于不同患者镇痛药物的需求量不同，这只是一项氧化亚氮与其他麻醉药相互作用时的大概估计值。

2. 不可溶性

氧化亚氮的第二个非常重要的优点是它具有不可溶性。氧化亚氮的血气分配系数是0.47，这就意味着假如在血液里有一个氧化亚氮分子，将会在气体里存在两个氧化亚氮分子。氧化亚氮的不可溶性，以及它具有无色无味的特点，使其可以作为一种很好的吸入麻醉诱导药。当吸入6～8 L/min的氧化亚氮混合3～4 L/min的氧气时，可以很快使患者丧失意识，同时也会使随后吸入的七氟醚很快达到有效浓度，还可以使患者不再回忆起七氟醚的气味。虽然说七氟醚已经是一种很好的麻醉诱导药。在吸入麻醉诱导开始时吸入高流量的气体可以很快替代呼吸回路当中8～10 L左右的空气，以及患者体内的功能残气量，同时也可以使氧化亚氮在5～10 min内很快被吸收。在麻醉诱导期间手动增加通气可以明显缩短诱导时间，因为不可溶性气体的吸收主要是靠机械通气而不是血液循环。到目前为止，氧化亚氮和七氟醚联合麻醉诱导是最安全的吸入麻醉诱导方式。因为如果在诱导期间出现一些并发症，例如低血压、心律不齐等，可以通过吸入纯氧来很快纠正。同时因为在麻醉诱导期间氧化亚氮和七氟醚在组织和血液里蓄积较少，患者也能很快苏醒过来。由于患者并存有一些疾病，例如高龄、肥胖、长期化疗的影响等，在手术前建立静脉通路有困难的情况下，使用氧化亚氮和七氟醚进行吸入麻醉诱导变得非常实用。吸入全身麻醉以后再建立静脉通路就变得容易很多。相较于其他吸入麻醉药来说，氧化亚氮可能更容易来调节麻醉药的浓度。可以通过吸入高流量的60％的氧化亚氮，或者吸入高流量的100％的氧气，在短时间内使吸入麻醉药中氧化亚氮的浓度从50％增加至60％，或者使氧化亚氮的浓度从60％降至0，当然这两种情况下均需手动增加通气。

较高的气体流量以及快速地将自主呼吸转变为手动控制通气，均可以增加氧化亚氮联合七氟醚的麻醉诱导速度。

当诱导完成之后，以及氧化亚氮的吸入和呼出浓度达到平衡以后，可以将吸入氧化亚氮的流量降至1 L/min，或者可以同时吸入小流量氧气0.8～1 L/min，则血氧饱和度可以维持在 97％ 以上。因为氧化亚氮可以被完全代谢掉，仅仅有一小部分经过皮肤代谢，所以应用较小流量的氧化亚氮和氧气是可行的。

3. 循环支持

氧化亚氮具有中等程度的循环抑制作用，但是却可以直接兴奋交感神经，使心输出量和血压维持在较好的水平。在大多数情况下这是氧化亚氮的一项优点，但是如果在手术过程中想通过降低平均动脉压来降低手术区域的出血量的话，这就变成了氧化亚氮的一个缺点。氧化亚氮的一项有趣的以及还没有完全被研究明白的特点是：当其与哌替啶联合使用时，会引起心动过缓，一般心率会持续维持在 50～60 次/min。这种药物之间的相互作用是非常神奇的，因为哌替啶是阿托品的一种衍生物，当应用于人体时，应该会引起心动过速而不是心动过缓。仅仅当患者存在血容量不足，或者麻醉深度较浅的时候，心动过缓才不会出现。氧化亚氮是唯一一种有证据表明在缺血发作前使用不能提供心脏保护的吸入麻醉药（麻醉预处理）。

4. 费用

如果不考虑某种药物相对于其他可替代药物来说的价格成本，就不能说完全考虑了这种药物的价值。大多数麻醉药都是从药商那里买来的，所以某种麻醉药的实际价格与很多因素有关，例如，供应商的不同、购买数量，以及运费等。作为一种参考标准，放在某种挥发罐里的 2％ 的七氟醚，连续可供吸入 1 h 的话，费用是 5.14 美元。这是根据一罐 250 ml 的价格 93.11 美元计算的。相同流量的 6％ 地氟醚的价格是 20.47 美元，这是根据一罐 240 ml 的价格 142.11 美元计算的。但是存在一个问题是，假如使用不了那么多地氟醚的话，购买地氟醚的价格就显得较昂贵了。相同流量的氧化亚氮的价格是 0.87 美元。这些结果均说明：① 气体的流量越低，药物的价格就越便宜；② 氧化亚氮相较于其他在临床当中比较常用的麻醉药来说是非常便宜的。麻醉药的价格可能不是选择麻醉药时主要的考虑因素，但是麻醉医生必须认识到，随着时间的推移，氧化亚氮和其他麻醉药联合应用比单独使用一种麻醉药更能节省费用。

氧化亚氮的缺点

在很多情况下使用氧化亚氮是不恰当的或者存在很大的争议。

使用氧化亚氮存在争议的地方

在过渡状态下

　　将患者从仰卧位变为俯卧位，或者从俯卧位变为坐位

　　将床进行 45°、90°和 180°调整

　　从机械通气转换为手动通气

肋骨骨折

肺动脉高压

鼓膜移植手术

在眼科手术过程中将气体注入眼内

腹直肌皮瓣移植过程中收缩腹部组织

腹腔内手术

存在皮下气肿

曾经出现过在全身麻醉后顽固性的恶心、呕吐

1. 过渡状态

常见的过渡状态主要包括以下几种情况，例如将被麻醉后的患者从仰卧位变为俯卧位，或者坐立位，或者将患者的床调整 45°、90°，甚至于 180°。在这个过程中，麻醉医生也不知道这种状态会持续多长时间，以及在此过程中会出现怎样的意外，例如气管导管会不会移位甚至于脱出。如果在进行移动之前吸入了 60% 的氧化亚氮，机械通气必须在 1~2 min 内重新开始，才能够避免出现低氧血症。如果在进行移动之前，单单吸入了 100% 的氧气，则可以有 8~10 min 来处理在移动患者过程中出现的一些突发情况，而在此期间低氧血

症也不容易出现。这种时间上的差异对于麻醉医生来处理一些突发情况是相当重要的。

另外，一种过渡状态几乎在每一台全身麻醉的末尾均会出现。如果在全身麻醉过程中联合吸入了氧化亚氮和七氟醚或者异氟醚，在手术结束的时候一般会通过降低或者关闭七氟醚或者异氟醚的吸入浓度来降低麻醉深度，或者还会通过降低潮气量来增加血液中二氧化碳的浓度，然而此时氧化亚氮的浓度一般会保持在50％～60％。这种操作的原因是，氧化亚氮相较于其他两种吸入麻醉药的可溶性较小，因此当手术快结束的时候，停止吸入氧化亚氮之后，而其他两种麻醉药才开始停止吸入的话，患者将会很快苏醒过来。然而这种原理存在一定的不足，尤其是相对于单独吸入七氟醚来说更是值得进一步商榷。单从药物代谢的方面来说，七氟醚的血气分配系数和氧化亚氮的几乎差不多（0.65 和 0.47），因此这两种药物在苏醒时间上的差别几乎可以忽略（仅仅有 1～2 min 的差别）。因此作为一种可以快速苏醒的吸入麻醉药，氧化亚氮其实是没有多大优势的。

有很多非常重要的原因可以证实不能用这种方法来使用氧化亚氮。第一，当氧化亚氮的浓度维持在50％～60％时，通过降低机械通气的潮气量来增加血液中二氧化碳的浓度，常常会导致血氧饱和度下降，有时候还会降低至不能接受的范围内。第二，随着吸入七氟醚或者异氟醚浓度的降低，也就是MAC 降低，患者可能出现不能耐受气管导管的情况，出现呛咳。这将会导致肺通气降低，肺通气的降低比肺循环的降低更明显，将会不可避免地引起右向左分流，最终会引起血氧饱和度降低。在下一次呼吸的过程中将会含有氧化亚氮，所以无论这次通气是控制通气，自主呼吸还是辅助性通气都不能纠正低氧血症。为了抑制呛咳的出现，麻醉医生必须拔除气管导管，或者给予一些静脉麻醉药，例如丙泊酚或者利多卡因。在这种情况下拔除气管导管是不明智的。当50％～60％的氧化亚氮还在肺内时，直接让患者吸入空气，将会引起扩散性低氧血症。应用静脉麻醉药也会引起一系列问题，例如不但不能抑制呛咳，反而会引起呼吸抑制，或血压降低。而在此时增加七氟醚或者异氟醚的吸入浓度来抑制呛咳也没有意义，因为此时肺内这两种吸入麻醉药的浓度已经几乎为0，而要让其增加至可以满足手术需要的 MAC，需要一定的时间。总之，这种操作是误导性，不合理的，不但没有任何好处，还会为患者带来很多风险。

在麻醉苏醒期间吸入较高浓度的氧化亚氮,不但没有任何好处,而且还会为患者带来很多风险。

在麻醉苏醒期间应当做的是不再吸入氧化亚氮,将吸入氧气的流量增加至 8～10 L/min,同时增加吸入七氟醚和异氟醚的吸入浓度,使 MAC 维持在手术过程中的水平,直到呼出氧气的浓度达到 80％左右时,才可以停止机械通气。此时可以将氧气的流量控制在 300～400 ml,同时关闭呼吸机。二氧化碳会在患者体内蓄积,而这也将会刺激患者出现自主呼吸。无论患者多长时间以后出现自主呼吸,均不会出现低氧血症,因为有持续不断的氧气进入患者的肺泡内。在等待患者恢复自主呼吸时,仅有三种情况可以引起低氧血症:① 呼吸回路断开,大量的气体(氮气)进入到系统内;② 患者自己咬住了气管导管,使大量的氧气不能直接进入体内;③ 肺不张引起肺内出现明显的右向左分流。后一种情况是很少出现的,即使是并存病态肥胖症的患者。

应用氧化亚氮明确的禁忌证

在呼吸空气的时候出现低氧血症

气胸;颅腔积气

已知的维生素 B_{12} 缺乏

腹部的腔镜手术

激光导气管手术

2. 存在空气腔

由于氧化亚氮具有不可溶性,很容易从血液中扩散到有血液供应的空气腔内。例如氧化亚氮就很容易扩散到上颌窦和中耳腔内,但是由于氧化亚氮也可以很快从中排泄出去,这不能算是什么问题。然而当进行鼓膜移植手术时,外科医生将会要求不使用氧化亚氮。氧化亚氮是不建议应用于腹部手术的,尤其是在腔镜下进行的腹部手术,因为氧化亚氮可以引起明显的肠胀气。基于同样的原因,在进行鼓膜移植手术时,外科医生一般会要求不使用氧化亚氮,直到腹部皮瓣已经移植完毕,且腹腔已经关好。氧化亚氮禁用于存在任何空腔的患者,例如气胸和颅腔积气,因为如果使用了氧化亚氮的话,根据氧化亚氮浓度的不同,将会使这些空腔被增大至 2 倍或者 3 倍。将氧化亚氮应用于肋骨骨折的患者也是不可行的,尽管胸部 X 线没有发现气胸。氧化亚氮也不能被应用于有皮下气肿的患者,因为这些气囊可能会被增大。如果在眼睛里出现了气囊,也不能应用氧化亚氮。氧化亚氮也可能会引起气管导管套囊内的压力增加,这将会刺激到气管黏膜,引起缺血性改变,术后可能会出现咽喉肿痛。

3. 肺动脉高压

氧化亚氮不能应用于有肺动脉高压或者肺血管阻力增加的患者,因为氧化亚氮能够引起较小的生理性肺动脉压力、肺动脉阻塞压力,以及肺血管阻力增加。

4. 长时间吸入氧化亚氮

啮齿动物连续几天甚至于几周吸入氧化亚氮将会出现维生素 B_{12} 缺乏,这是由蛋氨酸合成酶缺乏引起的。这种酶缺乏将会干扰 DNA 的合成,最终导致维生素 B_{12} 的缺乏,在临床当中会表现出典型的维生素 B_{12} 缺乏的临床症状。长期在手术室中被动的吸入亚麻醉剂量的氧化亚氮已经不再是一种不可解决的问题了,因为现在的手术室都装有空气循环系统,氧化亚氮将会通过这一系统被排出到手术室外。仅仅有很少量的临床报道发现如果患者重复吸入 1 h或者 2 h 的氧化亚氮(浓度为 50％～60％),在之后的几天或者几周内会出现维生素 B_{12} 缺乏的临床症状[3]。患者主要表现为肢体无力,麻木和感觉异常,行走困难,视觉模糊,精神错乱等。给予患者用维生素 B_{12} 治疗之后,上述症状一般均会缓解,所以很多人猜测氧化亚氮可能就是造成这一疾病的原因。但是很多临床研究均没有描述从接触氧化亚氮到出现维生素 B_{12} 缺乏的临床症状之间的具体时间。患者基础身体状况怎样;在接触氧化亚氮之前是否已经存在类似的临床表现;患者除了吸入氧化亚氮是否还服用了其他药物等。在大多数情况下这种联系也只是偶然的,并没有非常明确的科学证据。成千上万甚至于几十亿的人都曾经在手术的过程中接触过氧化亚氮,但是却没有出现任何不良的后遗症，所以单单考虑维生素 B_{12} 缺乏的问题，并不是限制氧化亚氮临床应用的非常合理的理由。氧化亚氮应该禁用于已经明确诊断为维生素 B_{12} 缺乏或者怀疑有维生素 B_{12} 缺乏的患者。

5. 激光手术

氧化亚氮具有助燃性，因此禁用于做气道或者肺部激光手术的患者。

特殊问题

1. 恶心、呕吐

氧化亚氮很容易引起术后恶心、呕吐。但是在手术过程中也会给予患者使用其他容易引起恶心、呕吐的药物，例如阿片类药物以及其他吸入麻醉药，因此单单认为氧化亚氮是引起术后恶心、呕吐的因素是不合理的。如果术后恶心、呕吐是在选择麻醉药物时主要的考虑因素，那么目前有几种可行的方案。第一，避免联合使用氧化亚氮；第二，可以在手术结束的时候，给予一定的补救药物，例如昂丹司琼或者多拉司琼，一种 5-羟色胺受体拮抗剂；氟哌利多或者甲氧氯普胺，一种多巴胺能受体拮抗剂；或者地塞米松，一种非常好的非特异性止吐剂。在手术结束后的 24 h 以内也可以再次给予类似的止吐药，尤其是术后应用阿片类药物作为镇痛药。

2. 扩散性缺氧

如果在吸入 $50\% \sim 70\%$ 的氧化亚氮之后，立马给予患者吸入空气，患者有可能会出现扩散性缺氧。这仅仅是一种在临床麻醉中比较常见的症状。当患者吸入空气时，就会吸入 79% 的氮气，而氮气是一种极易溶于组织的药物，因此也极易蓄积于肺组织当中。在每一次呼吸过程中，患者可以排出氧化亚氮，但是进入肺组织的氧化亚氮是很多的，因此在呼吸空气的情况下，肺内原存的氧化亚氮，再加上重复吸入的氮气，将会使肺内的氧气大大减少，从而引起短暂的低氧血症。同样值得注意的是，在患者出现扩散性缺氧的同时，还会出现扩散性低碳酸血症。不但肺内的氧气被稀释了，肺内的二氧化碳也被稀释了。

低碳酸血症反过来会进一步引起肺通气不足，再次加重了低氧血症和低碳酸血症。这些问题对于原先存在肺部疾患的患者更应该引起足够的重视。在患者吸入空气之前，立马吸入高流量的氧气，可以很好地避免发生扩散性缺氧。这种方法可以避免出现扩散性缺氧，但是一次性吸入高流量的氧气，却会因为肺内氧浓度过高，引起轻微短暂的肺通气不足。

3. 恶性高热

氧化亚氮对于曾经出现过恶性高热的患者来说是很好的一种麻醉药。但是在应用氧化亚氮的过程中，唯一一个值得注意的是，它可以引起交感神经系统兴奋，从而引起皮肤血管收缩，进而影响热量从皮肤的散失。

ENIGMA 实验

一个较大的临床实验团队公布了一项他们的实验：分别给予手术时长为2～4 h的患者吸入70%的氧化亚氮或者混合20%氮气的氧气（ENIGMA - I）以及70%的氧化亚氮或者混合70%氮气的氧气（ENIGMA - II），比较这两种实验方法的实验结果。在 ENIGMA - I 实验当中，2 050 例患者被分配到这两组当中，吸入氧化亚氮的患者术后严重恶心、呕吐，伤口感染，发热，肺部并发症，心肌梗死的发生率明显增高。但是这两组患者的住院时长差异无统计学意义[4]。在 ENIGMA - II 实验过程中，实验方法与 ENIGMA - I 类似，7 000例患者术后心肌梗死，休克以及死亡的发生率差异无统计学意义[5]。并不知道这两组实验结果的差异和术中吸入氧浓度不同是否有关。但在手术过程中吸入高浓度（80%）的氧气是合理的。术中吸入高浓度的氧气术后切口感染，恶心、呕吐的发生率降低，而且一些研究还发现，与术中吸入空气和氧化亚氮相比，吸入氧气术后肺不张的发生率也降低。但是在对已经发表的文章进行非常详细的分析之后，科克伦（Cochrane）报道总结，在临床麻醉中吸入60%甚至于更高浓度的纯氧，是增加术后并发症发生率的一个危险因素，例如死亡率。目前还没有确切的证据来证实吸入60%甚至于更高浓度的纯氧能否增加术后切口感染的发生率。我们所有的实验结果均表明，在手术和麻醉的过程中使用纯氧是有益的证据不足[6]。

最终仍然没有可靠的答案来回答在术中和术后吸入高浓度纯氧是否是合适的。但是确定的是，在麻醉诱导开放气道期间吸入高浓度的纯氧是可行的，在随后的手术过程中是否还需要吸入纯氧需要每一位麻醉医生根据患者的实际情况、手术过程、患者对麻醉药的反应程度、失血量，以及其他因素来决定。

GALA 实验

在这项研究中，1 615 例行颈动脉狭窄手术的患者被非随机分为以下两组：671 例患者手术过程中吸入氧化亚氮（GA 组），944 例患者手术过程中接受区域阻滞麻醉（LA 组）[7]。GA 组患者术后冠状动脉疾病、周围血管疾病，以及房颤的发生率明显增加。此外，氧化亚氮并没有增加术后 30 d 内心肌梗死，休克死亡的发生率。

温室气体

在 21 世纪，氧化亚氮被认为是一种温室气体，而这种温室气体被称为是主要的消耗臭氧的气体。正如鲍姆（Baum）等人指出的，从手术室排放系统排放到空气中的氧化亚氮是农业活动或者其他途径氧化亚氮排放量的 3 倍[8]。这是一个值得引起重视的问题，但也不是禁用氧化亚氮的主要因素。

总结

从科克伦的报道中发现在术中和术后应用高浓度的氧气可能是更不利的，在麻醉过程中联合应用氧化亚氮或者空气对患者来说是更合理的选择[6]。临床上没有充足的证据来证明不可再使用氧化亚氮但也已明确指出在有些情况下使用氧化亚氮是不行的。也有报道指出在某些情况下应用氧化亚氮是有益的，例如在全身麻醉的诱导期间，对于患有恶性高热的患者，以及在某些情况下需要简单轻微的镇痛。最后，每一位麻醉医生应该根据患者的具体情况来决定在手术的过程中是否需要使用氧化亚氮，而不是单单根据一些科学研究的报道。

参考文献

［1］Eger EI，editor. Nitrous oxide/N$_2$O. New York：Elsevier Science；1985. p.1 - 369.

［2］Waters RW. Nitrous oxide centennial. Anesthesiology. 1944；5：551 - 565.

［3］Flippo TS，Holder Jr WD. Neurologic degeneration associated with nitrous oxide anesthesia in patients with vitamin B$_{12}$ deficiency. Arch Surg. 1993；128：1391 - 1395.

［4］Miles PS，Leslie K，Chan MTV，Forbes A，Paech MJ，Peyton P，Silbert BS，Pascoe E，and ENIGMA Trial Group. Avoidance of nitrous oxide for patients undergoing major surgery. Anesthesiology. 2007；107：221 - 231.

［5］Leslie K，Myles PS，Chan MTV，Forbes A，Paech MJ，Payton P，Silbert BS，Williamson E. Nitrous oxide and long-term morbidity and mortality in the ENIGMA trial. Anesth Analg. 2011；112：387 - 393.

［6］Meyhoff WJ，Jorgensen LN，Gluud C，Lindschon J，Rasmussen LS. The effects of high perioperative inspiratory oxygen fraction for adult surgical patients（review）. Reprint of a Cochrane review. Cochrane Libr. 2015；6：1 - 116.

［7］Sanders RD，Graham E，Lewis SC，Gough MJ，Warlow C. Nitrous oxide exposure does not seem to be associated with increased mortality，stroke and myocardial infarction：a nonrandomized subgroup analysis of the general anaesthesia compared with local anaesthesia for carotid surgery（GALA）trial. Br J Anaesth. 2012；109：361 - 367.

［8］Baum VC，Willschke H，Marciniak B. Is nitrous oxide necessary in the future? Pediatr Anesth. 2012；22：981 - 987.

第十章
哌替啶：一种被遗忘了的麻醉药

曾经哌替啶是一种非常常用的阿片类镇痛药,还被作为区域麻醉的一种辅助性镇痛药。最后哌替啶不再被作为手术室常用的一种麻醉性镇痛药主要是由于以下两个原因。第一个原因是短效阿片类药物的产生。芬太尼,是在 19 世纪 60 年代后期由保罗·詹森(Paul Janssen)合成的,随后它的衍生物,舒芬太尼、阿芬太尼、瑞芬太尼逐渐取代了哌替啶在美国大部分医院中被广泛应用。主要的原因是短效阿片类药物相较于长效阿片类药物来说,更容易管理。另外一个原因是哌替啶会引起严重的术后恶心、呕吐,以及它与 MAO 抑制剂的不良相互作用。此外,哌替啶还可引起惊厥。另外,医学界对哌替啶的日益排斥对麻醉界产生了重要影响。然而,后来哌替啶不再应用于临床当中的原因大多数情况下都是似是而非或者一些不相干的因素。例如,也没有足够的证据来证明相比于短效阿片类药物,哌替啶更容易引起恶心、呕吐。此外,MAO 抑制剂已经被其他更有效的药物替代,而这些药物与哌替啶之间并不会产生任何独特反应。同时,目前也没有任何一项报道表明哌替啶可以引起明显的惊厥。然而,目前哌替啶仅仅用于单次静脉给予来抑制术后寒战,或者用于门诊诊断性检查的辅助性镇痛。所以,很多麻醉医生根本没有接触过甚至于在临床当中应用过哌替啶。这是不幸的,因为哌替啶有很多优点,它可以作为一种麻醉性镇痛药应用于临床。

历史

1939 年,哌替啶是第一个在实验室里被合成的阿片类药物。这种方式也是研制新药物的独特方式。为了研制出一种比阿托品更好的迷走神经抑制剂，两名德国的科学家冯·O.艾斯莱（Von O. Eisleb）和 O.绍曼（O. Schaumann）重新配置了阿托品的分子结构，因此研制出了很多其他的药物，而其中非常有名的就是"杜冷丁"[1,2]。他们将哌替啶应用于老鼠和猫身上，发现与阿托品相比，它并不能产生很好的迷走神经抑制作用，但是他们却惊奇地发现哌替啶具有很好的解痉和镇痛作用。在与吗啡的对照实验中，他们发现哌替啶可以产生镇痛作用但是效果可能不如吗啡。在与可待因的对照实验中，他们发现哌替啶可以和可待因一样非常有效地来抑制气管导管所引起的呛咳反射。

1943 年，罗文斯坦（Rovenstine）和巴特曼（Batterman）第一次报道了哌替啶作为一种麻醉前用药在全身麻醉患者身上的成功应用[3]。随后，巴特曼和希梅尔斯巴赫（Himmelsbach）报道称 100 mg 的哌替啶与 10 mg 吗啡的镇痛效果相同[4]。在这些报道之后，哌替啶开始作为吗啡的一种替代药物在临床当中广泛应用。

药理学

哌替啶属于苯基哌替啶族，其中还包括芬太尼、舒芬太尼、阿芬太尼、瑞芬太尼。哌替啶的化学结构与阿托品非常类似却与吗啡的不同（图 10-1）。因此，它具有一些和阿托品类似的药理学作用特点。例如，它具有中等程度的抗胆碱样作用，主要表现为心率增快。起初有人认为哌替啶对平滑肌有解痉作用，因此当气管黏膜受到刺激时，应用哌替啶可以抑制呛咳的发生。同时哌替啶也可以松弛胃和肠道平滑肌从而延缓胃排空和抑制肠道蠕动。由于哌替啶对气道平滑肌也具有松弛作用，很多研究者认为可以将其应用于患有支气管哮喘的患者，但是事实证明并非如此。最近的一些研究也再一次表明，哌替啶的解痉作用是轻微的，以至于可能不会产生任何临床治疗作用。但是，哌替啶却有两种阿托品没有的典型作用：镇静和镇痛。哌替啶具有中等程度的镇静和致欣快作用，因此其可以作为区域阻滞麻醉以及诊断性有创检查的辅助性术前用药。更重要的是，哌替啶可以作为一种麻醉性镇痛药来使用，因为它对

图 10-1　哌替啶(上)、阿托品(中)、吗啡(下)的化学结构

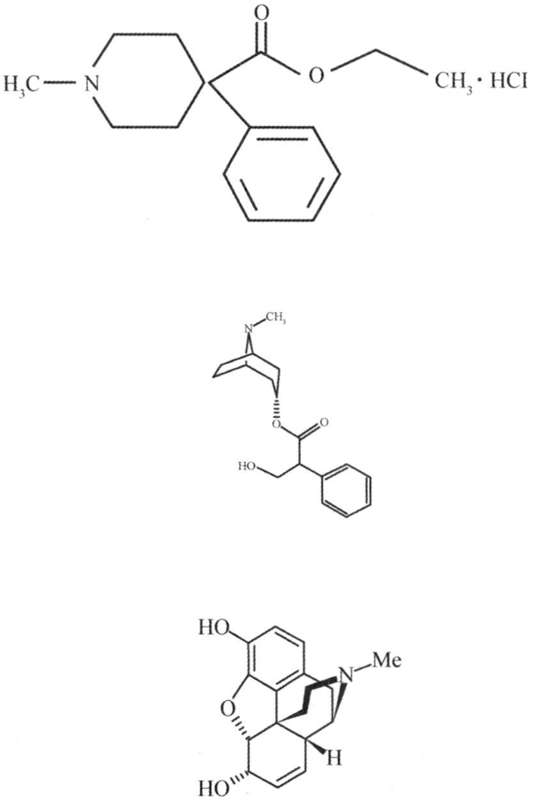

中枢神经系统中的 μ 受体有一定的作用,同时对 δ 受体和 κ 受体也有较小程度的作用。由于哌替啶具有很好的镇痛作用,在阿片类药物现世之前,哌替啶一直被作为一种麻醉性镇痛药应用于临床。

　　哌替啶的脂溶性比芬太尼小,因此它的起效时间是 5 min 左右,而芬太尼的起效时间为 1～3 min。哌替啶单次静脉给予的持续时间是 2～3 h。哌替啶的表观分布容积较大,而且 65％～70％和蛋白结合。哌替啶通过两种途径在肝脏内代谢,其中一种主要的代谢方式是通过水解作用形成哌替啶酸。另外一种方式是通过 N-脱甲基作用形成一种有活性的代谢物去甲哌替啶(图 10-2)。去甲哌替啶在肝脏中经过水解作用形成去甲哌替啶酸。这两种酸均在肾脏内代谢失活后被排出体外。动物实验研究表明,去甲哌替啶的镇痛作用是哌替啶的一半。但是,体内去甲哌替啶堆积(其消除半衰期是 15～30 h)将会导致中枢神经系统过度兴奋,在临床中主要表现为肌肉抽搐和惊厥。这种情

图 10 - 2　哌替啶
的代谢过程

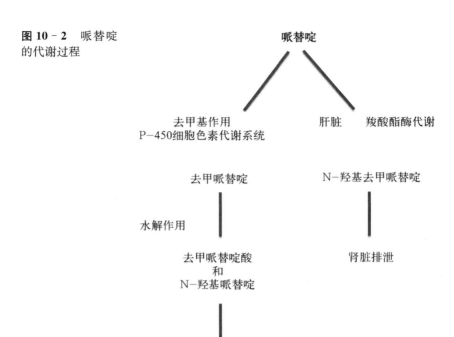

况可能也会偶尔发生在人身上，因为有报道称用哌替啶来治疗慢性疼痛的人，在服用哌替啶几天或者几周之后可能会出现紧张，烦躁不安，颤抖，肌阵挛以及惊厥。但是目前还没有足够的证据来证明在去甲哌替啶毒性和中枢神经系统兴奋性，以及惊厥之间的必然联系。

临床中出现哌替啶中毒症状可能较容易发生在那些接受较大剂量的哌替啶(>1 000 mg/24 h)，或者时间较长，或者肾脏功能受损，使哌替啶的代谢产物去甲哌替啶排出时间延长的患者身上。在临床麻醉当中应用哌替啶可能不需要考虑去甲哌替啶的毒性，因为作为平衡麻醉的一种辅助用药，哌替啶的用量一般较小(<300~400 mg)，而且给予时间也较短(<24 h)，因此一般不会产生去甲哌替啶的神经毒性，对于肾脏功能受损的患者一般也不会。目前也未见任何 1 例报道称哌替啶可以引起惊厥。

对于一些患者来说，在应用哌替啶之后可能会出现一些组胺反应的症状，主要表现为皮肤发红，以及静脉注射周围出现红色小斑点。这可能会因此瘙痒，尤其是静脉注射的部位。鼻子有时候也会发痒，但是目前还不确定这一症状是和组胺释放有关，还是中枢作用机制。这些都不是一些非常严重的并发症，也不需要任何特殊的处理，自己会在数分钟内消退。哌替啶可以引起组胺释放，因此将其应用于哮喘的患者时应该倍加小心[5,6]。但是研究者并没有对这一并发症进行明确的定义，同时也没有任何报道发现哌替啶可以引起哮喘。在我们长时间应用哌替啶的过程中发现，哌替啶所引起的组胺释放作用只是局部的而不是全身性的。这又是另外一个例子，就是假定变成了事实，从而限制了某种药物在临床当中的应用。

　　除非单次静脉给予较大剂量（100 mg）的哌替啶，目前为止在临床上并没有发现应用哌替啶之后出现明显的心血管反应。单次静脉给予大剂量的哌替啶引起的低血压一方面可能和心肌抑制有关，另一方面也可能与组胺释放所引起的外周血管扩张有关。

　　呼吸抑制是所有阿片类药物的共同特点，哌替啶也不例外。呼吸抑制是和剂量有关的，并且与其他阿片类药物相比不存在较严重或者较轻之说。随着剂量的增加，哌替啶会导致进展性的呼吸频率降低和潮气量增加，最终的结果导致分钟和有效肺泡通气量降低，从而引起动脉血和呼气末二氧化碳分压增加。如果联合应用了吸入麻醉药，如七氟醚和异氟醚，潮气量反而会降低，肺泡通气量则会降低得更多。然而，除非一次性给予较大剂量，否则哌替啶一般不会引起呼吸停止和窒息。但是芬太尼和它的衍生物在单次给予较大剂量时（50～100 μg）却可以引起呼吸暂停和窒息，对于健康的患者也会如此。这一现象要作为选择麻醉药或者在麻醉后监护室进行术后镇痛时主要的考虑因素之一。例如骨科的患者一般都会存在一定程度的疼痛，所以在来医院手术之前一般都会或多或少地吃一些镇痛药物。通常在手术当日他们一般会被告知不要再服用任何镇痛药物，所以进入手术室之后他们总会喊疼。护士总会要求麻醉医生给予一定的镇痛药物。在这种情况下哌替啶可能是一种非常好的选择。20～25 mg 的哌替啶可以很安全地静脉给予，可以使疼痛缓解10 min左右。如果在 15 min 之后患者还喊疼（多半是因为出现了阿片类药物耐受），此时还可以再次静脉给予相同剂量的哌替啶。以这种方式给予的药物一般不会使患者出现呼吸暂停。这一用药方案也同样适用于在麻醉后监护室出现急性疼痛的患者。很多麻醉医生在这些情况下可能会选择给予芬太尼，我们强烈建议最好不要如此。芬太尼可能会引起呼吸突然暂停，如果发现不及时的话，可能会引起低氧血症和低血压，严重时可能会出现心脏停搏。除非麻醉医生可以密切关注患者的基本情况至少 15～20 min，否则我们并不建议给予芬太尼以及其衍生物。我们曾经遇到过患者在接受芬太尼镇痛之后，进行 CT 摄片，等患者 CT 摄完之后发现患者已经死了，以及在急诊抢救室的时候，给予患者芬太尼来缓解骨折或者缝合伤口过程中的疼痛，等医生回过头来进行这些操作的时候患者也已经死了。然而，我们也遇到过很多例在恢复室给予芬太尼之后患者出现急性呼吸暂停，但是经抢救及时，也并没有造成任何永久性伤害。

当多次给予哌替啶之后患者会出现急性耐受，因此在给予哌替啶之后的 24～48 h 内哌替啶的作用将会逐渐降低。当反复给予哌替啶之后患者也会出现耐受性，这一特点与吗啡、芬太尼以及芬太尼的衍生物是一样的。

哌替啶是 α_2 受体拮抗剂[7]，并且和可卡因一样可以抑制寒战的发生，同时还可以降低全身麻醉或者局部麻醉患者因为寒战而造成的氧损耗。这项研究还发现其他的阿片类药物不能抑制寒战发生，布托啡诺（κ 受体激动-拮抗剂）在抑制寒战方面是有效的，其可能的作用机制是对中枢神经系统内 κ 受体有一定的影响。但是这种作用的机制可能只是偶然的。可能其他药物也可以抑制术后寒战的发生，但是哌替啶可能是一种较好的选择，因为它的实用性，有效性和给药方式简单。

哌替啶一般不建议用于服用单胺氧化酶抑制的患者，例如异羧酸（marplan），硫酸苯乙嗪（nardil），或硫酸曲尼丙胺（parnate）。由于药物之间的相互作用，哌替啶与这些药物合用之后可能会引起中枢神经系统内 5-羟色胺过度释放，和（或）抑制 5-羟色胺的再摄取，最终引起"血清素综合征"，主要表现为被麻醉后的患者出现发热、寒战、发汗以及肌阵挛。"血清素综合征"有时也会发生在应用其他阿片类衍生物，例如芬太尼、舒芬太尼与非单胺氧化酶抑制性抗抑郁药合用时。这在临床麻醉中很少见。

临床应用

在美国，很多麻醉医生大多数情况下会在患者进入手术室之前或者之后给予一定剂量的芬太尼。这看起来像是每一位进入手术室的患者体内都"非常地缺乏芬太尼，因此要立即给予"一样。其实，在大多数情况下，如果手术的时间长于 90 min，哌替啶可能是一种更好的选择。其原因如下：① 哌替啶的起效时间与芬太尼非常接近（5 min vs. 1～2 min），因此哌替啶也可以产生镇静和镇痛效果。② 哌替啶在抑制插管过程中的呛咳反射和心血管反应方面的效果和芬太尼相似。哌替啶 0.3～0.4 mg/kg（成人 20～30 mg）和芬太尼（50～100 μg）的诱导效果相同。但是它的应用时间可能要比芬太尼早一些，因为它的可溶性较低。③ 哌替啶是一种较好的阿片类药物，镇痛效果是吗啡的 1/10，是一种 α_2 受体拮抗剂且具有局部麻醉的性能[8]，因此在手术过程中能够提供多模式镇痛。在使用七氟醚、异氟醚、地氟醚（使用或者不使用氧化亚氮）过程中联合使用哌替啶，会使上述吸入麻醉药的 MAC 增加 1.2～1.4 倍，同时还可以提供一定的镇痛效果，使手术更加平稳地进行。如果手术过程中出现了心率增快，则说明可能需要更多的哌替啶。通常哌替啶的追加剂量是 20～30 mg，而且它的达峰时间在 10 min 左右。当达到足够的镇痛效果之后，心率就会再次回到基线水平。心率增快可能是镇痛效果不足，也有可能是血容量不足的一种表现（参见病例示例附录）。

当患者同时应用了哌替啶和 50%～70% 的氧化亚氮之后，会产生一种非常奇怪的现象。这两种药物一起应用之后可能会使心率降低，一般维持在 50～60 次/min。但是这种现象也仅仅会出现在患者应用了足够的哌替啶，可以产生足够的镇痛效果之后，且患者不存在血容量不足。这种相互作用是哌替啶与氧化亚氮联合应用时特有的，哌替啶与其他吸入麻醉药联合应用时则不会出现。尽管这种现象非常普遍，但是在男性患者身上却从未见报道，而且机制也未明。

在临床上应用哌替啶的剂量和很多因素有关，例如应用吸入麻醉药或者其他药物的剂量、患者的身高和体重、以前是否使用过阿片类药物、是否存在阿片类药物的耐受，以及手术的种类和持续时间。对于持续 90～180 min 的手术来说，单次静脉给予哌替啶 2～3 mg/kg 是非常理想的。在此剂量水平的哌替啶作用下，患者会很快苏醒，且呼吸功能较好，也能很自如地回答问题。另外，一个很好的特点是患者在麻醉苏醒的过程中不会出现寒战。如果哌替啶的剂量仅为 1 mg/kg，则镇痛效果不足。但是这也仅仅是一个小问题，因为在苏醒的过程中可以再次追加哌替啶的用量，而且每次追加的剂量可以使镇痛时间持续 5 min。但是应用哌替啶的过程中，有一点是值得注意的。在手术结束前的 1 h 内不能再次使用哌替啶。如果应用了的话，会延长患者苏醒时间以及拔管时间。

如果询问患者是否感觉到疼痛，患者的回答一般是"是"，但不会抱怨疼痛。如果患者抱怨疼痛，那么静脉注射 20～30 mg 的哌替啶通常能暂时缓解疼痛。一些临床对照实验研究表明，应用哌替啶术后恶心、呕吐的发生率可能会高于其他阿片类药物，但是这种差异却是非常小的。此外，目前也没有任何一项实验研究表明，哪一种阿片类药物在术后不会引起恶心、呕吐。在麻醉苏醒之前给予昂丹司琼 4 mg，甲氧氯普胺 10 mg 或者地塞米松 5～10 mg 可以抑制哌替啶在围术期应用引起的恶心、呕吐。如果患者在术后还会再次应用其他阿片类药物，那上述止吐药物可能还需要继续使用。

总结

目前有很多医学或者药理学报道称哌替啶在抑制疼痛方面的效果不好[5,6]，但是在临床上它仍然有很好的应用价值。作为手术过程当中的一种静脉镇痛药物，对于时间长于 90 min 的手术来说，目前没有任何一种药物的效果是强于哌替啶的。哌替啶每支的剂量是 100 mg，一般需要用无菌生理盐水稀释成 10 mg/ml 来使用。最初以及随后的追加剂量也非常好记：成人：20～30 mg；10 岁的小孩：10 mg；5 岁的小孩：5 mg。无论使用吸入麻醉还是静脉麻醉，哌替啶会很好地提醒麻醉医生何时该追加麻醉药的剂量。如果手术过程中心率增快、血压升高，则就需要再次追加哌替啶。单次静脉给予之后，生命体征会再次回到基线水平，如果手术过程中需要多次追加的话，则每次追加的时间应相应延长。这是非常容易的！每次追加的剂量为 2 mg/kg（如果手术会比较疼的话，剂量可以相应增加），但是在手术快结束的 1 h 内不能再次应用。在麻醉苏醒期间如果给予一种更加有效，作用时间更长的麻醉性镇痛药物，如二氢吗啡酮也是非常有用的。在术前或者围术期应用哌替啶的效果是优于芬太尼以及其衍生物的，因为在标准剂量下，哌替啶不仅起效快，而且具有多模式的镇痛效果,同时也很少产生窒息。

附录

【病例1】

一名 26 岁、90 kg 的男性因为他所驾驶的摩托车在高速公路上被一辆汽车从侧面撞击之后受伤被送往医院急诊室。主要损伤是右侧股骨骨折和右侧胫腓骨开放性骨折。手臂和腿上还有很多小伤口,但是头部没有受伤。患者在早晨出车祸之前未进食。在急诊室立即建立了静脉通路,同时给予二氢吗啡酮2.5 mg来缓解疼痛。在进行全面评估之后,患者被转入了手术室进行骨折复位。

患者术前生命体征:血压 136/77 mmHg,心率 92 次/min,呼吸频率12 次/min,心电图提示窦性心律,且在呼吸空气的情况下血氧饱和度是 99％。由于患者骨折部位的限制,所以没有考虑应用区域麻醉。在进行充分的麻醉预给氧之后,用哌替啶 30 mg,丙泊酚 60 mg,罗库溴铵 100 mg,1％的七氟醚进行麻醉诱导。随后进行面罩加压给氧,机械通气,直到下颌骨松弛。随后给予气管插管,机械通气。但是在插管的过程中,患者血压增至 144/87 mmHg,心率增至 98 次/min,立即追加哌替啶 20 mg,吸入 60％的氧化亚氮,七氟醚的吸入浓度降至 0.6％。

在前 1 h 的手术过程中,总共给予患者 120 mg 的哌替啶,每次 20 mg。术中血压维持在 128/68 mmHg,心率 62 次/min。在之后的 3.5 h 内,又追加了80 mg的哌替啶,每次 20 mg,追加哌替啶的指征是心率增快至 70 次/min。当给予哌替啶之后心率一般会在 5 min 内降至 60 次/min 以下,且心率的最大变化也会发生在给药后的 10 min 以内。同时哌替啶的给药时间进行性地延长了。同时在手术的过程中静脉输注大量的红细胞,维持血细胞比容在 30％以上。在手术进行到 4.5 h 时,哌替啶的总量是 250 mg 或者 2.6 mg/kg,在手术快结束的 1 h 内不再追加药物。在手术快结束的时候心率和血压均增加了,因此将七氟醚的吸入浓度调至 1.5％。在预估手术还有 30 min 时,立马调高吸入氧气的浓度,迅速地将氧化亚氮洗脱,维持七氟醚的 MAC 不变。当吸入氧气的浓度达到80％以后，停止机械通气。在停止机械通气之后，患者的呼吸末二氧化碳分压增加，最高增至 46 mmHg，患者出现自主呼吸。同时停止吸入七氟醚，几分钟之后，患者开始苏醒，并且对气管导管有了反应。当患者的气道反射完全恢复之后，拔除气管导管。患者出现呛咳，此时要求患者进行深呼吸，患者也照做了。患者安静地躺着，眼睛微闭，但当问他是否感觉到疼痛时，患者总说"是"。再次给予患者 20 mg 哌替啶，随后将其转入恢复室，给予面罩给氧。患者术后没有出现恶心。在病房期间，为了缓解疼痛，医生给予患者二氢吗啡酮 0.3 mg（每 30 min 一次），术后患者恢复很好，并且对麻醉方案非常满意。

【病例 2】

患者女，66 岁，58 kg，诊断为下颌骨肿瘤，且右侧的颈部软组织已经被侵蚀。但是气道并没有被肿瘤压迫。患者没有其他并存疾病。在手术开始之前，静脉给予患者 2 mg 咪达唑仑。手术之后，首先静脉给予 20 mg 哌替啶。充分预给氧之后，用丙泊酚 40 mg，1％的七氟醚进行麻醉诱导。患者睫毛反射消失之后，进行机械通气，同时给予罗库溴铵 50 mg。当下颌骨松弛之后，插入 3 号喉罩，同时调整呼吸参数进行机械通气。在手术医生洗手之后，在患者左侧鼻孔涂抹 4％的可卡因。为了预防插管反应，再次给予 20 mg 哌替啶。此时纤维支气管镜进入左侧鼻孔，当到达口咽部的时候，喉罩被移除。在纤维支气管镜的引导下经鼻插入 6.0 mm 的气管导管。

这个手术总共持续了 7.5 h，其中主要切除了左侧的下颌骨，以及被侵蚀的右侧颈部组织，同时取腓骨的部分移植到下颌骨，腹部的软组织移植到颈部。在整个手术过程中单次静脉给予哌替啶 20 mg，每次时间间隔较上一次均有所延长，哌替啶的总量是 160 mg，或者大约 2.8 mg/kg。同时吸入 60％的氧化亚氮和 0.6％七氟醚。心率一直维持在 60 次/min 以下，一般在患者需要再次追加哌替啶时心率会增快。在手术快结束的 90 min 内，没有再次追加哌替啶。在最后缝合手术切口的时候，迅速用纯氧来洗脱氧化亚氮，调整七氟醚的吸入浓度为 1.2％。当吸入氧气的浓度达到 80％时，停止机械通气。而当呼气末二氧化碳分压达到 52 mmHg 时，患者出现自主呼吸。此时停止吸入七氟醚，呼气末二氧化碳的浓度也逐渐被降至 46％。在停止吸入七氟醚 6 min 之后，患者睁眼，且对指令有反应。当问及是否疼痛时，患者摇头回答"不"。此后患者被转入恢复室，通过鼻导管吸氧。当患者完全苏醒后，气管导管被拔除。在术后的 1 d 内给予患者二氢吗啡酮 0.1～0.2 mg 进行镇痛。这也说明患者的麻醉恢复相对较好。

这两例病例均是在较长时间的手术麻醉过程中比较成功地应用哌替啶的例子。在这两例病例中说明了哌替啶的用量，时间间隔，应用指征以及应用后的变化。由于哌替啶起效快，持续时间合理，以及生命体征的变化可以很好地提示追加时间，使哌替啶成为一种在临床麻醉过程中比较安全有效的阿片类镇痛药物，但是在手术快结束的 60～90 min 内不建议再次使用。

参考文献

［1］Eisleb O，Schaumann O. Dolantin, ein neuartiges spasmolytikum und analgetikum（chemisches und pharmakologisches）. Dtsch Med Wschr. 1939；65：967 - 968.

［2］Schaumann O. Uber eine neue klasse von verbindungen mit spasmolytischer und zentral analgrtischer wirksamkeit unter besonderer berucksichtigung des 1 - methyl - 4phenyl-piperidin - 4 - carbonsaure-athylesters（dolantin）. Archivf Experiment Pathu Pharmakol. 1940；196：109 - 136.

［3］Rovenstine EA，Batterman RC. The utility of Demerol as a substitute for the opiates in preanesthetic medication. Anesthesiology. 1943；4：126 - 134.

［4］Batterman RC，Himmelsbach CK. Demerol-a new synthetic analgesic. JAMA. 1943；122：222 - 226.

［5］Latta KS，Ginsberg B，Barkin RL. Meperidine：a critical review. Am J Ther. 2002；9：53 - 68.

［6］Dobyns JB. Anesthesia for the patient with asthma. Curr Rev Clin Anesth. 2015；35：229 - 240.

［7］Takada K，Clark DJ，Davies MF，Tonner PH，Krause TK，Bertaccini E，Maze M. Meperidine exerts agonist activity at the alpha（2B）- adrenoceptor subtype. Anesthesiology. 2002；96：1420 - 1426.

［8］Jaffe RA，Rowe MA. A comparison of the local anesthetic effects of meperidine, fentanyl，and sufentanil on dorsal root axons. Anesth Analg. 1996；83：776 - 781.

第十一章
七氟醚：目前为止最好的吸入麻醉药

引言

在过去的 50 年内已经出现了 3 种气体，13 种吸入麻醉药在临床上应用。

在过去的 50 年内应用的吸入麻醉药
氧化亚氮*
乙烯
环丙烷
乙醚
氯仿
氯乙烷
乙烯醚
乙烯基乙醚
三氯乙烯
氟乙烯醚
氟烷*
甲氧氟烷
安氟醚
异氟醚*
七氟醚*
地氟醚*

注：*药物仍然在临床上应用

在 3 种麻醉气体中，只有氧化亚氮还在临床上广泛应用，主要可能是因为它的有效性，容易使用以及费用较低。在余下的 13 种麻醉药中，根据科学研究报道，以及个人在临床上的经验，七氟醚可能是目前为止最好的一种吸入麻醉药。

在接下来的论述里将会详细介绍七氟醚的发展历史，以及它的一些优点。

发展历史

七氟醚的发展历史是不平常的而且是值得纪念的一个故事。在 20 世纪 60 年代后期，伊利诺伊州莫顿戈洛夫的 Travenol 实验室里的 4 名研究者，开始研究甲基异氟醚的优缺点。他们的目的是研究出一种比当时常用的氟烷更好的吸入麻醉药[1]。他们当时研究了很多化合物，其中最好的是 2,2,2-甲基-异氟醚-1-烷基（图 11-1），后来这种化合物被称为七氟醚。之后的研究者托马斯·库克（Thomas Cook），理查德·马泽（Richard Mazze）和迈克尔·哈尔斯（Michael Halse）在老鼠以及狗身上应用七氟醚，也没有发现任何严重的并发症[2]。然而七氟醚却有两个特点需要引起足够的重视：① 七氟醚经过生物转化之后，可以增加 24 h 尿液当中的无机氟离子。应用七氟醚的大鼠的尿液中无机氟离子水平明显高于应用氟烷和异氟醚的大鼠，但却低于应用甲氧氟烷的大鼠。② 七氟醚会与碱石灰反应生成两种化合物：化合物 A 和化合物 B。

继沃林（Wallin）和他的同事报道了一些有关七氟醚的比较好的研究结果[1]之后，再没有更多的人对七氟醚有进一步的研究，主要有以下三个原

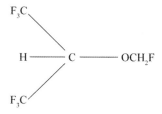

图 11-1 七氟醚的化学结构

因：① 在麻醉界有一条长期存在的神圣的格言——排斥任何一种与碱石灰反应的麻醉药，无论这种反应的生成物是什么。这一原则是基于之前对三氯乙烯的研究经验，三氯乙烯在接触热碱石灰几个小时后会分解成光气、盐酸和一氧化碳。临床上有报道称三氯乙烯可以引起脑神经麻痹，尤其是当氟烷问世以后，临床上就不再使用三氯乙烯。② 另一个原因与马泽的一项研究成果有关，他们研究发现甲氧氟烷具有肾毒性，主要是因为甲氧氟烷经过生物转化后可以生成无机氟离子。尽管前期预实验表明七氟醚产生的无机氟离子水平与甲氧氟烷的类似，但是当时出现的两种吸入麻醉药——氟烷和异氟醚，却不会增加血清和尿液当中的氟离子水平。③ 在那个时候氟烷可以用作麻醉诱导剂，而异氟醚的生物转化较七氟醚少（1% vs. 3%），可以很好地应用于麻醉维持期间，所以有关七氟醚的研究动机不足。

但是邓肯·霍拉迪（Duncan Holaday）和伯内尔·布朗（Burnell Brown）对七氟醚却非常感兴趣，因为它具有好闻的芳香气味，同时血气分配系数低（0.65），诱导和苏醒快，与肾上腺素合用时也很少出现心律失常。1981 年霍拉迪和史密斯（Smith）报道了七氟醚第一个阶段的实验结果，他们让 6 名健康的志愿者重复吸入 2%～3% 的七氟醚 1 h[3]。结果发现吸入七氟醚的 6 名志愿者，呼吸系统和心血管系统功能平稳，而且患者诱导和苏醒快，也没有出现任何的异常行为（呛咳、寒战、干呕、喉痉挛），同时七氟醚的生物转化也不特别明显（只有 3%），也未出现任何毒性反应。血清当中的氟离子水平是 22 μmol/L，明显低于甲氧氟烷，并且在停止吸入七氟醚的 24 h 之后就很快恢复到正常水平。经过这一实验，他们总结到可以进行第二和第三阶段的实验。但却没有进行。在之后的 10 年再也没有出现有关七氟醚的进一步的研究。直到 1991 年，亚苏达（Yasuda）报道了一项有关比较七氟醚和异氟醚药物代谢动力学的研究[4]。实际上，布朗和弗林克（Frink）在 1992 年也发表了一篇社论，名为"不管七氟醚怎么了"。这篇社论意在表明为什么大家对研究一种更好的吸入麻醉药完全没有兴趣[5]。实验室将七氟醚出售给了英国氧气公司，后来这个公司进行了重组，并更名为欧美达公司。欧美达公司在知道地氟醚处于最后的开发阶段后将七氟醚卖给了丸石（Mariushi），一家日本的制药公司。这种药物很快在日本获得了许可，并且成功应用在了几百万的日本人身上，也未见任何不良反应的报道。基于这些研究结果，丸石制药公司与美国雅培公司合作，力在获得美国食品与药品管理局的许可，将七氟醚应用于临床。随后，很多的第二和第三阶段的实验开始进行，最终七氟醚于 1994 年获得了美国食品与药品管理局的许可，于 1995 年在美国得到广泛应用。

七氟醚的药物代谢动力学

1. 可溶性

七氟醚拥有怎样特殊的药物代谢动力学呢，以至于它是目前为止临床上最好的吸入麻醉药？原因有很多，当然最重要的一点就是七氟醚的血气分配系数较低，只有 0.65。

七氟醚的优点
血气分配系数低（0.65）
诱导苏醒快
麻醉效能强，仅仅只能和氧气合用
无刺激性气味
极少或没有气道刺激性
在麻醉诱导和苏醒期间很少引起喉痉挛
适用所有年龄段患者的吸入麻醉诱导
用标准的气体挥发罐承装
很好地维持呼吸和循环功能
对心肌有保护作用
可以与肾上腺素和去甲肾上腺素合用

这就意味着在血液里有 1 个七氟醚分子，则在气体里存在 2 个七氟醚分子。所以七氟醚麻醉诱导和苏醒均较快。由于七氟醚的血气分配系数稍稍高于氧化亚氮（0.65 vs. 0.47），所以在手术快结束的时候，麻醉医生一般会首先停止吸入七氟醚，最后再停止氧化亚氮，希望用此方法使患者的苏醒更

加迅速。尽管在理论上是可行的，但却也是一种误导，原因有三种：① 两种麻醉药之间在苏醒时间上的差异是微小的（< 5 min），但是这两种药物所引起的苏醒质量却有很大不同。② 在患者苏醒期间由控制通气转变为自主呼吸时，肺内有较多的氧气比肺内有 50%～60% 的氧化亚氮更安全和容易。假如麻醉医生为了避免呼吸道阻塞使用了喉罩或者气管导管，由于腹部或者胸部的压迫，肺容量逐渐减少，而此时由于麻醉作用，神经肌肉仍然处于被抑制状态，患者将会很长一段时间内不能自主呼吸，而此时当肺内仍然存在大量七氟醚和氧气的混合气体，血氧饱和度也就不会很明显地下降。但是当肺内存在 50%～60% 的氧化亚氮时情况却不是如此。当患者肺内仍然存在大量氧化亚氮时，麻醉医生应该密切关注血氧饱和度，同时进行机械通气以维持血氧饱和度在正常水平。如果需要进行间断机械通气的话，将会延长自主呼吸恢复的时间，因为它延长了呼气末二氧化碳分压升高的时间，从而不能很好地刺激呼吸中枢。③ 如果患者在从控制通气转变为自主呼吸的过程中，不能耐受气管导管或者喉罩，而出现不自主呛咳的话，那么体内存在氧化亚氮时的血氧饱和度的下降程度将明显高于存在七氟醚和氧气混合气体时的。最后，如果在手术快结束时，麻醉深度较浅不能满足手术需要的话，此时麻醉医生可以将七氟醚的吸入浓度调大，那么将很快可以达到所需要的水平。其原因有两个：① 因为此时患者静脉血和组织内已经有一定浓度的七氟醚，而调大七氟醚的吸入浓度之后，则肺泡、动脉血以及脑组织内的七氟醚浓度将会很快增高至所需水平。② 由于七氟醚的血气分配系数较低，则七氟醚的再摄取则较快。但是氧化亚氮却没有这种效果。因为氧化亚氮的麻醉效能较低，因此为了达到所需要的麻醉深度，必须辅助以相应的静脉麻醉药（例如丙泊酚、硫喷妥钠、利多卡因）。根据所给药物剂量的不同，以及其他相关因素，患者会出现一过性的窒息，而此时则需要再次进行机械通气。

在手术快结束时应该停止吸入氧化亚氮而不是七氟醚，从而来保证患者的安全。

与人体组织形成对比，七氟醚也可溶解于碱石灰，在钡石灰当中更是有 5 倍的溶解度，而且随着温度升高，溶解度也会相应增高。但是已经有很多实验研究表明，七氟醚易溶于碱石灰的特性并不影响其在临床上的应用。

2. 效能

七氟醚也是一种高效能的麻醉药，它在中年人身上的平均 MAC 大概是 2%，年轻人是 3%，而大于 70 岁的老年人大概是 1.5%。如果增加吸入 60% 的氧化亚氮，那么可使七氟醚的 MAC 增加 50%[6]。七氟醚是一种完全的吸入麻醉药，因此当吸入 2%～4% 的七氟醚时，可以产生镇静、镇痛以及抑制不良反射的作用，同时也可以和大于 95% 的高浓度氧气联合使用。七氟醚和氧气联合应用可以很好地应用于胸腔或者腹腔手术，尤其是对于并存有慢性阻塞性肺疾病的患者。七氟醚和氧气联合应用的麻醉方法也可以应用于计划进行体感诱发电位监测的脊柱手术。七氟醚和氧气联合麻醉时，当七氟醚的吸入浓度达到 2%～3% 时对体感诱发电位的影响较七氟醚和氧化亚氮联合麻醉的影响小。然而七氟醚和氧化亚氮也可联合应用于很多种种类的手术，此时可以使七氟醚的吸入气体流量降低 50%～60%。七氟醚需要使用一种标准的、经过校准的药物专用的汽化器来承装，并将其输送至呼吸回路。

3. 最佳的气道性能

七氟醚具有无刺激性的气味，因此可以应用于所有年龄段患者的吸入麻醉诱导，而不是只有最初建议的婴幼儿和儿童。七氟醚对于那些害怕静脉穿刺或者一些静脉通路不好建立的患者（例如烧伤、肥胖，以及长期化疗的患者）来说是一种很好的吸入麻醉诱导剂。有很多种吸入麻醉诱导方法可以使用。一种是可以慢慢地吸入七氟醚，用氧气或者氧化亚氮进行输送，要求患者进行 4～5 次的深呼吸，同时将七氟醚的吸入浓度调至 8% 以上，此时可以用也可不用地对呼吸回路进行气体预充。无论哪种技术，1 min 后患者都将会出现意识丧失，而 5～10 min 内将会达到手术所需的麻醉程度。应用七氟醚进行快速吸入麻醉诱导时，很少或者几乎没有气道刺激性，也不会引起明显的气道反射。甚至在快速增加七氟醚的吸入浓度时也不会引起喉痉挛。同时，与其他吸入麻醉药相比，在七氟醚麻醉的苏醒期间也很少出现喉痉挛。这是七氟醚的一个很重要的特点，因为喉痉挛不仅会延长诱导和苏醒时间，而且如果处理不及时，将会引起肺水肿。

七氟醚的血气分配系数低，麻醉效能高，无刺激性气味，气道刺激性小，所以七氟醚可以很好地应用于所有年龄段患者的麻醉诱导和维持。

4. 循环的影响

近年来已经有很多临床研究报道，来支持和加强有关七氟醚的原先研究。总的来说，研究发现七氟醚对循环的影响较其他吸入麻醉药小。在健康的患者中，七氟醚可产生剂量依赖性的血压降低，其主要原因是全身血管阻力降低（后负荷降低），但是对心率的影响较小。在 1 MAC 水平时，血压的降低是中等程度的，而且较其他吸入麻醉药相比较小，同时当降低七氟醚的吸入浓度之后血压也将会很快回升。在 2 MAC 水平时血压则会明显降低，一方面是因为血管扩张，另一方面是因为心肌抑制。这种血压的降低有时也会因为心率增快而代偿。七氟醚的另一个特点是，无论是否与其他静脉麻醉药合用，其对由于出血或者不受控制的高血压所引起血容量不足的患者，或者有严重心血管疾病的患者来说相对较安全。同时，一些看似健康的患者偶尔也会对标准剂量的吸入和静脉麻醉药产生意想不到的严重心血管不良反应。与异氟醚或氟烷相比，当药物是七氟醚时，降低吸入浓度或者终止给药更容易逆转发生在这类患者中的低血压。

七氟醚不会引起体内的儿茶酚胺释放，同时当应用儿茶酚胺类药物来抑制手术部位出血时，再次应用七氟醚也不会引起恶性心律失常。曾经有报道称七氟醚可以延长 Q-T 间期，因此对于合并有 Q-T 间期延长的患者来说七氟醚应慎用。还有一项研究报道，与应用氟烷相比，应用七氟醚会使 6 月龄以下的患儿出现 Q-T 间期延长，且延长时间在麻醉终止后持续 1 h 以上[7]。但是在应用其他麻醉药的过程中也会出现 Q-T 间期延长，目前为止也没有任何一项研究报道发现这种现象是否具有临床意义。

七氟醚可以引起 Q-T 间期延长，但是其是否具有临床意义还未知。

最近的一些研究报道发现七氟醚和其他吸入麻醉药一样，可以使心肌免受缺血的影响，但是七氟醚的这种心血管保护作用机制尚不清楚。例如，许多研究者发现，七氟醚可以保护大鼠和几内亚猪的离体心脏免受缺血-再灌注损伤，其机制可能与促进了线粒体通道的开放有关（激活了钾离子 ATP 酶，或者抑制了线粒体的呼吸功能）[8]。最新的另一项研究发现，七氟醚可以保留行冠脉搭桥手术患者术后左心室功能，而且患者术后恢复情况较丙泊酚静脉麻醉好[9]。七氟醚能够引起冠状动脉舒张，也可以通过增加侧支血管的血流量来增加缺血心肌细胞的灌注。

5. 呼吸功能的影响

大多数情况下，七氟醚对呼吸功能的影响与其他吸入麻醉药相比差别不大。随着剂量的增加，七氟醚主要对潮气量有影响，对呼吸频率影响较小。因此随着麻醉深度增加，呼气末和动脉血二氧化碳分压（$PaCO_2$）增加。这也和原先预设的一样，随着麻醉深度的增加，机体对二氧化碳增加的反应降低。当然这些影响也会因为手术的刺激作用而增大。像其他吸入麻醉药一样，七氟醚是一种支气管舒张剂。但是与其他吸入麻醉药最大的不同是，七氟醚一般不会引起气道敏感性增强。因此它应该是吸入麻醉药诱导时的首选。同时，与其他吸入麻醉药一样，七氟醚对缺氧性肺血管收缩的影响也较小，即使在进行单肺通气时，血氧饱和度也可以维持在正常水平。

6. 神经麻醉的影响

虽然临床研究结果之间存在一定的差异，但主要的结论是七氟醚引起全脑和局部脑血的剂量依赖性增加。大脑氧耗量会相应地降低，因此氧气的输送量高于需要量。脑血流量以及脑血容量增加最终均会导致颅内压增加[10]。然而对于由于脑部肿瘤或者其他占位性病变引起的颅内压增加，可以通过增加通气，或者降低动脉血二氧化碳分压或给予一定的静脉麻醉药来逆转。

七氟醚和氧气联合应用，将七氟醚的吸入浓度维持在 1 MAC 或者更低的水平，同时辅助以其他阿片类药物的麻醉方法，对体感诱发电位的影响较小。在使用七氟醚麻醉期间避免使用氧化亚氮，可以提高体感诱发电位监测的敏感性。

7. 肾功能的影响

在应用七氟醚时还存在另外一个问题：大约 5% 的七氟醚经过肝脏代谢生成无机氟离子，这些离子最终经肾脏排出体外。如果肾脏长时间接触较高浓度的无机氟离子，将会产生肾毒性，最终不可避免地导致肾功能受损。然而很多肾功能正常患者或者一些慢性肾功能不全的患者，在接受七氟醚吸入麻醉以后，没有出现肾功能障碍。而且，肾功能损伤的概率并不比应用异氟醚高[11]。尽管七氟醚较异氟醚会产生的氟化物浓度高，但是七氟醚产生的氟化物的浓度以及持续时间不至于引起肾毒性。这个研究结果在吸入气体流量为 1 L/min 或者更低时也是一样的。

有关应用七氟醚的第二个问题是，它与碱石灰反应会产生混合物 A。吸入的新鲜气体流量越低，二氧化碳吸收剂越干越热，吸入七氟醚的时间越长，以及七氟醚与吸收剂接触时间越长，混合物 A 的产生量就会越多。有研究表明，当混合物 A 的量达到 50 ppm 时，可引起大鼠肾皮质坏死。但是在其他生物，如猫、狗、猴以及人类身上却没有出现类似的结果。一项研究表明，对于慢性肾功能不全的人来说，吸入 0.8%～2.5% 的七氟醚，时间＞3 h，气体流量＜ 1 L/min，可产生混合物 A 的最小量为 13 ppm，最大量为 19 ppm，并且没有发现任何患者术后出现肌酐和尿素氮异常。根茨（Gentz）和马伦（Malan）总结了所有的实验研究结果，得出的结论是：只有当混合物 A 的量达到 150 ppm 时，才有可能会出现肾功能标志物异常，但是无论出现何种异常均是中等程度且可逆的[12]。

七氟醚可以安全地应用于肾功能受损甚至于行肾移植手术的患者。同时健康患者吸入新鲜气体流量也可维持在 1 L/min。

尽管阿博特（Abbott）实验室的人建议说当气体流量为 1～2 L/min 时，吸入七氟醚的浓度不应超过 2 MAC，但是目前也没有任何科学研究数据来证实这一观点。

8. 肝脏的影响

动物实验研究表明，七氟醚对肝血流有影响。尽管约 3% 的七氟醚经过肝脏代谢，但是目前仍然没有确切的证据来证实七氟醚的代谢产物具有肝毒性。七氟醚与其他吸入麻醉药不同，不会产生具有肝毒性的氟化物抗体。现有的实验研究均表明七氟醚可以安全地应用于并存有肝脏疾病或者肝功能受损的患者。

七氟醚的不良影响

1. 恶性高热

尽管七氟醚是目前为止发现的最好的吸入麻醉药，但它也并不是完美的。七氟醚仍然可引起一些常见的不良反应，且需要在应用时谨记。

七氟醚的缺点
可引起恶性高热
儿童苏醒期易躁动
恶心、呕吐
惊厥
产生一氧化碳
易引起呼吸回路起火

七氟醚最重要的副作用是能引起恶性高热。虽然这种副作用很少见，但麻醉医生在给药时必须认识到这一点。目前还不十分确定的是，如果七氟醚所引起的恶性高热处理及时的话，是否会比异氟醚或者氟烷所引起的恶性高热严重程度较轻，因为七氟醚的可溶性低，排出速度较快。

2. 苏醒期躁动

另外一个问题是，当七氟醚应用于婴幼儿或者儿童时会出现苏醒期躁动，其发生率为 15%～20%，而且越年轻的人群发生率越高。但是这种苏醒期躁动与术后疼痛关系不大，因为这种情况也会出现在诊断性检查或者接受放射治疗的儿童身上。尽管躁动的持续时间较短（通常在术后的 30 min 以内），但是却为恢复室的护士以及看到这一幕的患儿父母带来困扰。已经有很多的药物，例如芬太尼、咪达唑仑被提出来应用于此类患者来降低躁动的发生率。一项研究表明在手术开始之前口服可乐定 4 μg/kg 可以减轻 2～11 岁儿童由七氟醚引起的苏醒期躁动的发生率[13]。

3. 恶心、呕吐

大约有 25% 患者在接受七氟醚吸入麻醉后会出现恶心，伴或不伴有呕吐。这一发生率较应用 60%～70% 的地氟醚低。有很多种方法来避免或者处理术后恶心、呕吐。对于曾经在手术麻醉后出现过恶心、呕吐的患者来说，围术期应避免使用氧化亚氮和（或）给予多拉司琼 10 mg，氟哌利多 0.625 mg，甲氧氯普胺 10 mg，地塞米松 5 mg，或者在手术快结束时给予丙泊酚 0.5 mg/kg。很多人可能会选择同时应用多巴胺受体或者 5-羟色胺受体抑制剂来缓解术后恶心、呕吐，因为这两种机制是术后恶心、呕吐的主要发生机制。如果患者曾经出现过比较严重的术后恶心、呕吐，可以增加地塞米松的用量。这些药物的应用可能是减轻术后恶心、呕吐的最好方法，但是这些药物的应用时间需与阿片类镇痛药物的应用时间相一致。我们尚未用过丙泊酚，因为它不仅会延长患者的苏醒时间，而且治疗效果还没有上面提到的几种治疗方案好。

4. 惊厥

据报道，在七氟醚麻醉诱导或苏醒期间，成人和儿童的运动活动类似于惊厥。但是在大多数情况下，很多人是很难区分这是惊厥还是由于躁动或者兴奋所引起的运动功能活性增强。一项研究发现儿童在应用七氟醚诱导过程中出现的躁动和惊厥出现时的脑电图表现不同[14]。真正的局灶性癫痫或癫痫大发作是罕见的，当它们发生时，也不会引起任何的神经后遗症。

5. 产生一氧化碳

已经有研究发现，当七氟醚与碱石灰接触时也会产生一氧化碳，但是一氧化碳的量与异氟醚和地氟醚相比是微乎其微的。只有当碱石灰较干燥，吸入气体流量< 2 L/min，或者吸入七氟醚的浓度达 5％时，七氟醚与碱石灰反应产生较高浓度的一氧化碳。在临床麻醉中很少会出现上述情况，所以有很少会在应用七氟醚麻醉时出现一氧化碳中毒。

6. 呼吸回路起火

阿博特实验室的研究员曾告诫每一位麻醉医生说，当七氟醚与较干燥的碱石灰接触时间较长时，会引起呼吸回路当中的热度较高，严重时可能会引起失火。但是他们却没有提及这种呼吸回路失火的发生率以及其严重性。阿博特提示到呼吸回路着火主要与碱石灰干燥有关，因此他们也建议在手术快结束的时候停止吸入新鲜气体，而且当麻醉机长时间未使用时，碱石灰罐应更换新鲜的碱石灰。他们还指出，出现问题的迹象包括，碱石灰罐的触摸温度异常高，七氟醚汽化器设置（较高）和激发气体浓度（较低）之间的差异越来越大。目前的证据确实表明，干燥的碱石灰是过量化合物 A、一氧化碳产生、麻醉回路过热和着火的主要原因。我们似乎可以通过经常更换碱石灰以及清洗碱石灰罐，来避免这些不良事件的发生。

总结

毫无疑问，七氟醚是有史以来最好的挥发性麻醉药。它的主要优点是麻醉效能高，溶解度低，无气道刺激性，易于使用，诱导和苏醒快，如低血压或其他不良反应出现时可轻易逆转，且与其他吸入麻醉药相比，七氟醚具有心肌保护作用，术后恶心、呕吐的发生率低。而且化合物 A 或氟化物离子的肾毒性在健康患者和肾损害患者中都是不存在的。除了恶性高热外，七氟醚的其他副作用几乎是不存在的，但是恶性高热可以通过及时更换碱石灰来避免。

参考文献

［1］Wallin RF，Regan BM，Napoli MD，Stern IJ. Sevoflurane：a new inhalational anesthetic agent. Anesth Analg. 1975；54：758－766.

［2］Cook TL，Beppu WJ，Hitt BA，Kosek JC，Mazze RI. Renal effects and metabolism of sevofl-urane in Fischer 344 rats：an in-vivo and in vitro comparison with methoxyflurane. Anesthesiology.1975；43：70－77.

［3］Holaday DA，Smith FR. Clinical characteristics and biotransformation of sevofl urane in healthy human volunteers. Anesthesiology. 1981；54：100－106.

［4］Yasuda N，Lockhart SH，Eger EI，Weiskopf RB，Liu J，Laster M，Taheri S，Peterson NA. Comparison of kinetics of sevofl urane and isofl urane in humans. Anesth Analg. 1991；72：316－324.

［5］Brown BR，Frink EJ. Whatever happened to sevoflurane? Can J Anaesth. 1992；39：207－209.

［6］Fragen RJ，Dunn KL. The minimum alveolar concentration（MAC）of sevofl urane with and without nitrous oxide in elderly versus young adults. J Clin Anesth. 1996；8：352－356.

［7］Loeckinger A，Kleinsasser A，Maier S，Furtner B，Keller C，Kuehbacher G，Lindner KH. Sustained prolongation of the QTc interval after anesthesia with sevofl urane in infants during the first 6 months of life. Anesthesiology. 2003；98：639－642.

［8］Varadarajan SG，An J，Novalija E，Stowe DF. Sevofl urane before or after ischemia improves contractile and metabolic function while reducing myoplasmic Ca^{2+} loading in intact hearts. Anesthesiology. 2002；96：125－133.

［9］DeHert SG，tenBroecke PW，Mertens E，Van Sommeren EW，DeBlier IG，Stockman BA，Rodrigus IE. Sevofl urane but not propofol preserves myocardial function in coronary surgery patients. Anesthesiology. 2002；97：42－49.

［10］Petersen KD，Landsfeldt U，Cold GE，Petersen CB，Mau S，Hauerberg J，Holst P，Olsen KS. Intracranial pressure and cerebral hemodynamic in patients with cerebral tumors. Anesthesiology. 2003；98：329－336.

［11］Conzen PF，Kharasch ED，Czerner SFA，Atru AA，Reichle FM，Michalowski P，Rooke GA，Weiss BM，Ebert TJ. Low-flow sevoflurane compared with low-flow isoflurane anesthesia in patients with stable renal insufficiency. Anesthesiology. 2002；97：578－584.

［12］Gentz BA，Malan Jr TP. Renal toxicity with sevoflurane. A storm in a teacup? Drugs. 2001；61：2155－2162.

［13］Mikawa K，Nishina K，Shiga M. Prevention of sevoflurane-induced agitation with oral clonidine premedication. Anesth Analg. 2002；94：1675－1676.

［14］Constant I，Dubois MC，Piat V，Moutard ML，McCue M，Murat I. Changes in electroencephalogram and autonomic cardiovascular activity during induction of anesthesia with sevoflurane compared with halothane in children. Anesthesiology. 1999；91：1604－1615.

第十二章
减肥挑战

引言

三个原因使得肥胖成为国内外公认的一种主要的健康危害：① 虽然没有可靠的统计数据记录美国肥胖症的增加率，但非专业人士和医疗媒体都认为肥胖的人数惊人（图 12 - 1）。② 肥胖是一种疾病，它改变了身体的正常生理机能。③ 肥胖导致高血压、糖尿病等疾病发生，大大增加了肥胖的发病率和死亡率。

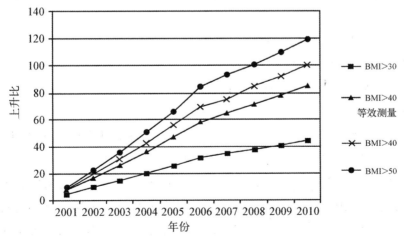

图 12 - 1 肥胖严重程度的增长（以 1986 年为基线表示）。From Sturm，R.，& Hattori，A.Morbid obesity rates continue to rise rapidly in the US. International Journal of Obesity(2013)；37(6)：889 - 891。经自然出版集团许可转载。

一位权威人士表示,肥胖是可预防的死因,仅次于吸烟。

肥胖病因

虽然"进食过多"可能是肥胖的重要原因,但这种疾病要复杂得多。当然,长时间的热量摄入超过热量消耗时,脂肪会积聚。然而,也有可能由于遗传、激素和心理因素,即使他们的饮食摄入量不会过多,也会使一些人过度肥胖。此外,热量消耗在运动中很有效,但是许多患者由于疼痛、压力损伤、时间或动机而无法通过锻炼来增加其代谢率。强迫性饮食失调等心理问题是导致肥胖的另一个原因。最后,肥胖也有可能是药物诱导的,例如使用类固醇治疗关节炎,镇静剂用于焦虑,或使用抗抑郁药。在男性中,多余的脂肪倾向于在腹部积聚;而在女性中,它累积在臀部、大腿和小腿以及腹部。

肥胖分级

依据体重指数 BMI＝kg/m^{2}进行体重分级。以下是根据体重指数进行计算的示例。

1. 女性身高 1.6 m,体重 46 kg

BMI＝46/1.6^2≈18

2. 女性身高 1.6 m,体重 80 kg

BMI＝80/1.6^2≈31

BMI 分级如表 12－1 所示。随着肥胖持续时间和严重程度(通过 BMI 测量)的增加,肥胖患者易患一系列严重的医学问题(共病因素)。

肥胖患者可能有这些病症的任何组合,但最常见的是过度通气和平躺时呼吸窘迫,高血压和 2 型糖尿病。虽然肥胖患者和(或)家属可能怀疑阻塞型睡眠呼吸暂停,但诊断需要进行多导睡眠监测或睡眠研究,而大多数来接受减肥手术的患者并没有这样做。然而,可以合理地假设那些在睡眠期间出现不安睡眠,明显打鼾或观察到呼吸暂停发作史的肥胖患者可能具有阻塞型睡眠

表 12 - 1　肥 胖 分 级

BMI(kg/m^2)	级别
<18	低体重
19～24	正常体重
25～29	超重
30～39	肥胖
>35	存在共病因素的病态肥胖
>40	病态肥胖
>50	超级肥胖

肥胖的医学后果

A. 呼吸

1. 腹部肥胖引起肺容量(呼吸储备量)减少

2. 过度换气以保证充足的气体交换

3. 仰卧或俯卧时呼吸功能不全

4. 低通气综合征

5. 源自颈部肥胖的阻塞型睡眠呼吸暂停和上呼吸道中的多余脂肪沉积物

B. 循环

1. 高血压与继发性左心室肥大

2. 肺动脉高压

3. 心律失常

4. 冠状动脉疾病

5. 血栓栓塞导致心脏性猝死或缺血性卒中

C. 胃肠道反应

1. GERD

2. 脂肪肝综合征

D. 代谢

1. 2 型糖尿病

2. 代谢综合征

呼吸暂停的成分。一些肥胖患者发展为所谓的"代谢综合征"，其特征为腹部肥胖、高血压、空腹血糖水平升高、高密度脂蛋白水平低、血清三酰甘油升高和胰岛素抵抗。这些患者特别容易患糖尿病，并且患病的风险更高。

肥胖的医疗管理

大多数肥胖患者最初会通过订阅或参加一种或多种商业饮食计划来控制体重增加。这些努力可以与食欲抑制剂，代谢刺激剂或阻断一些脂肪吸收的脂肪酶抑制剂的"非处方"药物相结合。大多数患者在各种饮食计划上暂时获得成功。但是，大量完善的综合研究表明，只要 6 个月，病态肥胖症患者在饮食和锻炼计划中的体重反弹率就到 95%～98% 了。更糟糕的是，体重反弹的幅度几乎一致超过了体重下降的幅度。目前，已经建立了针对病态肥胖症的唯一持久性手术，并且持续改善这种治疗的安全性使得寻求和转诊手术的患者数量增加。

然而，在考虑任何减肥手术之前，都必须对肥胖患者进行持续、全面的药物治疗试验。这包括结构化的饮食摄入量，可行性的常规运动、戒烟、控制血糖以及心理或行为评估和支持。在我们的计划中，患者必须在这种生活方式改变方案中持续一段时间，并且在被认为是减肥手术的候选者之前能表现出具有减肥能力。我们计划的目标不是要实现显著的减肥效果，而是要证明永久性的行为改变是可能的。尽管有解剖学改变，没有行为改变的减肥手术仍然存在体重反弹的风险。在这些情况下，患者承担了与手术相关的所有风险，却没有获得任何好处。此外，如果患者在手术后恢复了所有体重，那么共病的疾病将继续发展；意思是如果患者由于手术减轻体重致糖尿病或高血压缓解，然后恢复体重导致疾病复发，即使将来体重减轻也不会再次改善这些状况。这就是我们通常强制执行改变术前生活方式的原因。

肥胖的手术管理

就效果而言，手术类型分为两类。有些手术可以减少胃容量，所谓的限制性手术,如搭接带或袖套胃切除手术,以及胃容量减少与吸收不良的成分(Roux-en-y 胃旁路,十二指肠开关)相结合的手术。这种类型的转移在消化途径中更远端地混合较小体积的食物、胃液和胆汁,这导致代谢有益的激素改变。被绕过的小肠的长度目前比 20 世纪 60 年代最初描述的要短得多,具有相同的益处,从而减少了发生长期营养障碍的可能性。大多数减肥手术是通过腹腔镜进行的,这样可以减少术后疼痛,缩短住院时间(通常不超过 2 d)。

麻醉管理

1. 围术期准备

除了所有择期麻醉的标准术前评估(病史、体格检查、实验室检查)之外,还有一些特殊问题非常重要。

麻醉关键问题
术前
1. 困难通气/插管病史
2. 高血压与治疗史
3. 反流与治疗史
4. 糖尿病史与药物治疗史
5. 阻塞型睡眠呼吸暂停史;睡眠研究
6. 完整的气道检查
7. 标准的肠道准备;术前液体治疗
8. 皮下注射肝素
术中
1. 体位;胸廓抬高
2. 气道管理
3. 全身麻醉与区域麻醉
4. 药物选择与剂量
5. 监测

麻醉关键问题
6.液体治疗
7.拔管策略
术后
1.镇痛
2.止吐

由于许多肥胖患者患有高血压，并且一些患有反流、糖尿病或阻塞型睡眠呼吸暂停，因此在术前确定其病情特征至关重要。没有证据表明肥胖患者比非肥胖患者更容易肺误吸。美国心脏协会最近发表了一份关于心血管评估和接受手术的严重肥胖患者的科学建议[1]。该建议并不专门针对正在进行减肥手术的患者，但肯定适用于减肥手术患者。简而言之，如果通过临床评估心脏病风险较低，那么唯一需要的特殊检测是心电图和胸部 X 线检查。如果心血管风险似乎更大，那么建议通过压力测试评估功能容量。尚不确定在该患者群体中建立诸如血管造影等具侵入性检测的价值，但在一定的情况下可能是适当的。如果由于肥胖导致呼吸系统损害，美国心脏协会建议进行术前动脉血气分析。

虽然在这个问题上没有达成共识，但临床研究和经验都表明，并非所有肥胖患者在通气或气管插管方面都表现为困难的气道。然而，使用插管困难量表的两项研究表明，肥胖患者的得分高于非肥胖患者[2,3]。气道的常见评估包括颈围和活动度，甲颏距，Mallampati 评分，上唇咬合试验，张口，舌头大小，小下颌的存在等，可能提示气道难度，但没有一个是通气或插管困难的绝对指标。最重要的是，如果患者有通气或插管困难的病史，应该是一个红旗警告，需要提供其他气道管理方法。气道检查结果应记录在术前麻醉评估表。

由于接受腹腔镜减肥手术的患者均行术前肠道准备，因此应在术前开始进行液体治疗。如果患者术前患有高血压，这一点尤为重要。在麻醉诱导之前给予1～2 L晶体溶液将减少麻醉诱导时低血压的发生率和严重程度。最后，外科医生通常会要求在手术前皮下注射肝素，以降低术后血栓栓塞的可能性。

2. 术中管理

（1）体位

体位是接受减肥手术的患者的一个关键问题，不仅为了改善气管插管的条件，也为了确保麻醉和手术期间患者的安全。为了便于气管插管，在许多中心，通过在患者头部和肩部下面放置几个浴毯，使其高于胸腔，从而"抬高"患者，这已成为标准的做法。"抬高"的主要问题是在气管插管后可能必须移除浴毯，以便患者以适当的体位进行手术。另外，我们发现气管插管更好的体位是将手术台的背部抬高 30°～40°，然后使头部下降，使得胸骨切迹与耳道齐平。完成气管插管后，腹腔镜手术的最佳位置要求患者取半卧位，背部适度伸展。为确保患者安全，将足部、小腿和大腿都要垫好，然后大腿和踝部上方用胶带固定。

（2）气道管理

如前所述，气管插管通常可通过直接喉镜检查轻松完成（计划 A，见第四章）。然而，如果术前评估表明气管插管可能很困难，或者直接喉镜检查时喉部开口不可见，那么有几种替代插管技术可以使用。一个是计划 B（见第四章）[4]，其涉及使用插管导管（Frova 或 Cook 导管）或使用诸如 GlideScope 的视频喉镜。如果其中任何一个或两个都失败，下一个选项是计划 C。将一个标准的喉罩插入口咽部，口咽部用作纤维支气管镜的导管。将 6.0 无气囊气管导管安装在支气管镜上，通过喉罩将支气管镜插入喉部。然后使用支气管镜作为引导将 6.0 管推进到喉部，移除支气管镜，并通过 6.0 管重新建立肺通气。当条件合适时，将中型气管交换管（例如，4.8 OD，Hudson RCI，Teleflex Medical，Research Triangle Park，North Carolina，27709）借助 6.0 管插入气管，取出 6.0 管，使用气管交换管作为导管将 7.0 或 7.5 气管导管插入喉部。通过一些练习，计划 C 可以在不到 5 min 的时间内完成。值得记住的是，无论插管技术如何，较小的管比较大的管更容易插入。7.0 管适用于大多数成人，很少需要大于 7.5 的管。

整个手术期间需要控制通气。由于气管导管的尺寸，以及由气腹压引起的隔膜向上压力，维持正常 $PaCO_2$ 所需的气道压力可能比其他手术的气道压力高得多。

（3）全身麻醉 vs.区域麻醉

当减肥手术为开腹手术时，区域麻醉具有相当大的优点，特别是对于术后疼痛的控制。然而，使用腹腔镜方法，术后疼痛要少得多，并且局部麻醉的优势将不存在。此外，由于手术的半坐位，即使使用区域阻滞也需要全身麻醉。

（4）药物选择与剂量

首项比较地氟醚或七氟醚麻醉后恢复时间的研究发现，地氟醚的时间较短。然而，随后一些更好的对照研究表明，如果挥发性麻醉药浓度保持在约 1.4 MAC或更低（地氟醚 8%；七氟醚 2.7%），地氟醚和七氟醚的恢复时间相同。考虑到麻醉管理中的某些时候给予其他药物如阿片类药物、丙泊酚和咪达唑仑，这种或更低的浓度是足够维持麻醉深度的。一般情况下，不使用氧化亚氮可能避免任何肠扩张，即使已经证明外科医生通常无法辨别是否实际使用氧化亚氮[4]。

对于大多数静脉麻醉药和神经肌肉阻滞药，建议根据理想体重而不是总体重选择剂量。丙泊酚、阿片类药物、罗库溴铵和维库溴铵尤其如此。由于肥胖患者已经进行了肠道准备并且循环血液量减少，因此基于总体重的丙泊酚的快速给药通常会导致严重的低血压。同样，由于肥胖患者可能有未确诊的阻塞型睡眠呼吸暂停，应明智地使用术中阿片类药物[5]并根据理想体重给药。此外，大多数阿片类药物对于术后疼痛控制不是必需的，因为在大多数患者中疼痛的严重程度是轻度至中度。最后，神经肌肉阻滞药应根据理想体重和神经肌肉传递监测谨慎使用。值得记住的是，一旦手术完成，腹腔镜口的关闭通常只需几分钟。

（5）监测

通常标准 ASA 监测对于接受减肥手术的患者是足够的。为了进行可靠、准确的血压监测，建议将袖带置于肘部正下方的前臂上，并将其粘贴到位，使其不会向前移动。这个位置在大多数肥胖患者中的效果要好于将袖带放在手臂上（这是非肥胖患者的标准）。很少需要放置动脉导管进行血压监测。警告：温度监测不应该通过在食管中放置探针来完成，因为它可能最终进入胃部并被并入手术部位。任何其他位置都没问题。

通常，外科医生要求放置在具有远端球囊的特殊胃管用于定位手术部位。此外，一旦完成手术，该管可用作注射 60～120 ml 靛胭脂染料溶液的端口，用于确定胃缝合的完整性。

（6）液体治疗

由于肠道准备，早期和足量的液体治疗对于减少术中低血压很重要。偶尔因为肥胖，在术前准备间无法找到合适的静脉。如果发生这种情况，我们建议如果麻醉后更容易找到静脉，那考虑吸入诱导后放置静脉导管。很少需要放置中心静脉导管。液体治疗最好是晶体和胶体的组合，胶体是 5％的白蛋白。通常，晶体体积很少超过 3 L。由于手术，很少需要在接受减肥手术的患者中输血。

（7）拔管策略

如果已经证明肥胖患者在诱导期间难以通气或气管插管，则在手术结束时采用安全策略来控制气道是至关重要的。拔管时有必要确保完全逆转神经肌肉阻滞；充分、持续地自主呼吸；呼出气体中的高浓度氧气；相较于腹部，胸廓明显地抬升，以最大限度地减少横膈膜上腹部压迫引起的肺容量损失。如果在移除气管导管后对通气是否充分仍有疑虑，则应谨慎地将气管交换管沿气管导管向下插入，然后再将其取出。如果在拔管后出现任何通气问题，则很容易沿气管交换管重新插入气管导管。只要气管交换管不接触隆嵴，患者就会耐受气管交换管而不会咳嗽，并且能够以正常的声音发声。一旦确定患者能够维持呼吸道通畅，就可以移除气管交换管。

3. 术后

术后早期，两个主要麻醉问题是控制疼痛和预防或治疗恶心、呕吐。通常在手术结束时，外科医生用布比卡因渗入手术口的皮肤，以减轻这些部位的疼痛。结果，术后早期疼痛通常不严重。然而，大多数患者术后至少在最初几个小时内需要一些全身镇痛。为了在恢复室中立即控制疼痛，每 10 min 给予哌替啶 20 mg 静脉注射直至获得缓解是一个很好的选择，因为它起效快，呼吸抑制最小。也可以使用 50～100 μg 芬太尼丸剂，但必须认识到有突然发生呼吸暂停的可能性，并在每次剂量后 20～30 min 仔细观察患者。对于持续治疗，一旦疼痛得到控制，最好考虑使用二氢吗啡酮或吗啡患者自控镇痛。

如果患者有术后恶心或呕吐史，我们会在离开手术室前预防性使用止吐药。我们通常是在手术结束前约 30 min 给予昂丹司琼 4 mg，10 mg 甲氧氯普胺或 0.625 mg 氟哌利多和 10 mg 地塞米松。当然，患者离开恢复室后，如果要产生持续的效果，则必须由外科医生继续这种治疗。

总结

减肥手术越来越多地用于治疗医疗管理失败的肥胖症。所以，就要求越来越多的麻醉医生为这些患者提供专业麻醉管理。与任何外科专业一样，麻醉医生如果要提供合格的管理，要充分认识到肥胖伴随的并发症，如高血压、糖尿病和阻塞型睡眠呼吸暂停。此外，标准的肠道准备可能导致麻醉诱导时出现严重低血压，并且患者可能在肺通气、气管插管方面表现为"困难气道"。预防或治疗这些事件的适当措施是麻醉准备的一部分。最后，基于理想体重而非绝对体重选择药物和剂量对于最大限度地减少麻醉药过量和延长术后恢复时间是至关重要的。

参考文献

[1] Poirier P，Alpert MA，Fleisher LA，Thompson PD，Sugerman HJ，Burke LE，Marceau P，Franklin BA；on behalf of the American Heart Association Obesity Committee of the Council on Nutrition，Physical Activity and Metabolism，Council on Cardiopulmonary Perioperative and Critical Care，Council on Cardiovascular Surgery and Anesthesia，Council on Cardiovascular Disease in the Young，Council on Cardiovascular Nursing，and Council on Clinical Cardiology. Cardiovascular evaluation and management of severely obese patients undergoing surgery：a science advisory

from the American Heart Association. Circulation 2009; 120: 86 – 95.

[2] Adnet F, Borron SW, Racine SX, Clemessy JL, Fournier JL, Plaisance P, Lapandry C. The intubation difficulty scale (IDS): proposal and evaluation of a new score characterizing the complexity of endotracheal intubation. Anesthesiology. 1997; 87: 1290 – 1297.

[3] Lavi R, Segal D, Ziser A. Predicting difficult airways using the intubation difficulty scale: a study comparing obese and non-obese patients. J Clin Anesth. 2009; 21: 264 – 267.

[4] Brodsky JB, Lemmens HJ, Collins JS, Morton JM, Curet MJ, Brock-Utne JG. Nitrous oxide and laparoscopic bariatric surgery. Obes Surg. 2005;15: 494 – 496.

[5] Bolden N, Smith CE, Auckley D. Avoiding adverse outcomes in patients with obstructive sleep apnea (OSA): development and implementation of a perioperative OSA protocol. J Clin Anesth. 2009; 21: 286 – 293.

第十三章
脊柱后路手术中预防缺血性视神经病变

在麻醉和手术后发现意外失明对患者和医护人员来说都是毁灭性的事件[1]。作为一种各方都意想不到的并发症，它引发我们反思、分析相关的麻醉和手术过程，并试图解释其发生的原因。通常没有明确的解释，所有相关者都在思考"是不是做错了什么导致了这一切？"如果没有对失明原因做出合理解释，这些意外失明的患者和家属就会转向法律制度要求补救和赔偿。

多种外科手术之后可能发生失明，但麻醉医生最常见的是在俯卧位脊柱外科手术后发生。它可能发生在那些"健康"的患者身上，也可能发生在已知的高血压、糖尿病和冠状动脉疾病的患者中，而对心脏、脑或肾等其他器官没有继发性改变。为了更全面地理解这个问题，ASA 任命了由 12 人组成的工作组来"审查和评估当前的科学文献；获得专家共识和结论；并制订指南"。该指南于 2006 年出版，其具体建议将在本章[2]中讨论。同样，1999 年，ASA 专业责任委员会建立了 ASA 术后视力丧失（Postoperative Visual Loss，POVL）登记处，以收集非眼科手术后视力丧失的病例。数据收集来自两个来源：利用先前的数据收集表格自愿填写提交；以及来自 ASA 封闭索赔项目。2006 年 10 月，李（Lee）等人发表了一份由 POVL 登记处收集的 93 例脊柱手术病例的术后视力丧失分析[3]。报道中收集了 1987—2004 年这 17 年的手术病例。工作组和登记处均得出结论，大多数被调查患者的失明原因是病因不明的缺血性视神经病变（ischemic optic neuropathy，ION），并提出了几项建议供考虑。

发生率

　　据报道,脊柱后路手术后失明的发生率为 0.013% ～0.36%[4,5],表明该事件罕见。然而,由于各种原因,这种事件具有误导性。首先,直到目前还没有确切的国家报道其发生机制,并非所有病例都包括在脊柱手术后失明的回顾性分析中。其次,有许多脊柱手术在持续时间、手术干预程度和失血量方面都是次要的(例如椎间盘切除术),这会影响发病率计算的分母,并大大降低了主要脊柱后路手术(例如脊柱融合手术)患者的真实发生率。发病率更好的一个计算方法应是比较失明病例数与超过特定时间段或以时间作为连续变量的主要脊柱后路手术的病例数。第三,虽然我们不知道 1987—2004 年进行的主要脊柱后路外科手术的总数,但是登记处能够在这段时间内识别出 83 例 ION病例,这一事实表明,这是一个持续存在的问题。最后,被标记为"罕见"的事件,无论严重程度如何,往往在繁忙的医疗实践中受到较少的关注,因为期望它不会发生。鲁宾(Rubin)等人最近的一项研究表明,1998—2012 年间,ION的发病率下降了 270%[6]。研究者没有明确减少的原因。他们证实了早期的研究结果,即衰老、男性、输血和肥胖都会增加 ION 的风险。然而,无论发生率如何,作为麻醉医生尽量减少或预防此事件。为了实现这一目标,某些问题需要弄清楚,并制订一个具有麻醉界共识的指南。

病因学

　　脊柱后路手术后的失明可能由视网膜中央动脉阻塞(central retinal artery occlusion,CRAO)或前/后缺血性视神经病变(AION/PION)引起[7](图 13-1)。由于 AION 和 PION 的临床表现相似,它们通常被认为是 ION,ION 比 CRAO 更常见。已登记的患者中,93 名患者中有 83 名患有 ION;其余十名有 CRAO。CRAO 通常是单边的,而 ION 几乎总是双边的。人们普遍认为,CRAO 是由眼球长时间的外部压力引起的,而 ION 尚无确定的病因。

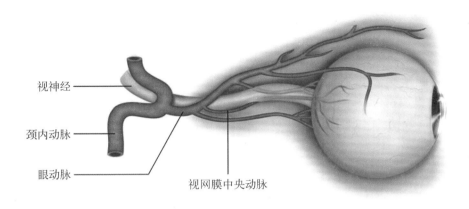

视神经

颈内动脉

眼动脉

视网膜中央动脉

图 13-1　眼神经与动脉的解剖结构

尽管失明可能发生在任何年龄，但最常见于 40 岁以上的患者。无论是哪一个年龄段，有效的视力恢复几乎不会发生。

预防视网膜中央动脉阻塞（CRAO）

由于 CRAO 被认为是因为眼睛长时间受外部压力所致，因此预防相对简单。将头部置于 Mayfield 三点固定中将消除任何此类压力，对于预期时间较长的手术是一个很好的选择。如果使用得当，使用这种头架的风险相较于好处是不值一提的。或者，用泡沫或凝胶填充的头部支架，留有眼睛、鼻子和下巴的空间。没有证据表明一种类型优于另一种类型，只要头部保持在中立位

图 13-2　Prone View 防护头盔系统　图片来自 Dupaco 公司

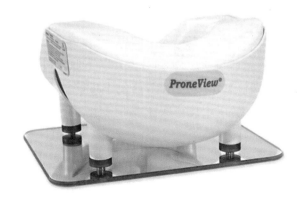

置,并且所有向下的压力都施加在前额和脸颊上,而不是施加在眼睛、鼻子或下巴上。特别工作组针对是否应由麻醉医生进行眼部检查无法达成一致意见。当然,如果技术上可行的话,定期这样做可能是谨慎的,因为认识到检查本身可能导致意外的头部运动从而导致眼压升高。通过使用镜像头架(例如ProneView)可以最小化用于可视化眼睛的头部运动(图 13 - 2)。

预防缺血性视神经病变(ION)

由于 ION 的病因尚不清楚,因此不能提供科学的建议来预防。工作组无法使用 ION 易感性的诱发性疾病进行术前测试。但是,它为如何管理接受脊柱后路手术的"高风险"患者提供了 8 条建议。

工作组对"高风险"患者的建议
● 避免眼部直接受压
● 将头部保持在心脏水平或以上的中立位置
● 置入动脉及中心静脉导管
● 使用胶体和晶体溶液
● 定时检查血细胞比容
● 考虑暂停操作
● 告知患者失明的可能性
● 术后早期评估患者的失明情况

他们将高风险患者定义为经历长时间手术(未明确定义但可能＞6 h)的患者,和(或)有大量失血的患者(量未定义)。登记处的结论与工作组的结论相似。将手术时间保持在 6 h 以下似乎可以降低 ION 发生的可能性,但是当需要进行复杂的手术时,这是不可能的。工作组和登记处都建议考虑进行分阶段手术,以避免一次性手术时间过长。然而,ION 发生在分阶段脊柱手术之后,所以这显然不是答案。

鲁宾等人的一篇论文报道[6]了托德(Todd)认为减少 ION 发生的几种解释,包括使用 OSO/Jackson 而不是 Wilson 框架,更短的手术时间,更多的微创手术,更少的血液丢失,使用抗纤维蛋白溶解剂减少失血,增加胶体使用[7]。然而,他没有考虑晶体溶液限制可能是减少出血的最重要原因。

体位

在脊柱后路手术期间,使用各种装置来定位患者,包括置于肩部和臀部之间的 Wilson 或 Jackson 框架或枕垫。一旦患者就位,工作组建议不要对眼睛施加任何外部压力,头部处于中立位置,并将"高风险"患者置于水平或轻微抬头(反向特伦德伦堡体位)位置。这是对管理所有俯卧患者的重要建议。抬头推荐将头部保持在较少依赖的位置,并降低面部和上呼吸道水肿、眼部水肿的可能性。家属看到明显的面部水肿是非常担心的。告知家属面部水肿是一种"正常现象",隐瞒了手术操作导致不可避免不良反应的事实。头高位可以减轻脑和静脉压力,还可以减轻眼睛的静脉充血。

血压的管理

工作组建议在"高风险"患者中持续监测血压(例如动脉置管)。然而,正在进行脊柱手术的患者中,通常难以准确且可靠地预测手术持续时间和(或)失血量。一旦手术进行,放置动脉导管是一项挑战。因此,除非其有使用禁忌或不可能执行,否则在所有接受脊柱手术的患者中,应该强烈建议使用动脉导管,然后再将其置于俯卧位。动脉置管风险小,并提供多种好处,包括控制性低血压期间的准确压力读数。通过动脉置管,可以避免袖带压力监测的限制,即:如果手臂在患者侧面折叠并且外科医生靠在袖带上,则袖带压力不可靠。动脉置管还可以轻松获取血液,以检查血细胞比容,电解质和血气值。

一些脊柱外科医生要求控制性降压以减少手术中的失血。工作组并不认为其可能导致失明,并建议根据具体情况确定其使用。如果要使用,我们有两项建议未包括在工作组报告中。首先,术前麻醉医生和外科医生必须根据患者的条件确定最低可接受血压进行手术。没有单一值,例如低于正常收缩压的 20%适用于所有患者,但通常平均血压大于 75 mmHg 较为稳妥。如何施行控制性降压没有绝对的方法。可接受的技术包括用挥发性麻醉药和阿片类药物加深麻醉水平,用艾司洛尔或美托洛尔等药物进行 β 肾上腺素受体阻断,用 β 丁二醇进行 α 受体和 β 受体阻断,连续输注血管扩张药或这些药物的某些组合。其次,一个未得到广泛认可的问题是,如果使用控制性降压,没必要在整个手术期间持续进行。控制性降压在操作的早期阶段具有最大价值,当软组织和肌肉从脊柱解剖出来时。一旦器械阶段开始,出血就少得多,并且在大多数情况下血压可以恢复到更正常的值。

液体治疗

工作组就液体治疗提出两项建议。首先,当发生大量(未定义的)失血时,应使用胶体和晶体。其次,在"高风险"患者中应考虑监测中心静脉压(central venous pressure,CVP)。虽然第一个建议是合理的,但仍不足以避免 ION。登记处报告显示,83 名患有 ION 的患者的平均晶体体积给药量为(9.7±4.6)L。这意味着在极端情况下,一些患者接受了超过 15 L 的晶体溶液。这些数量远远超过了所需数量,可能是 ION 的主要原因。除了引起面部和眼眶水肿之外,这些体积可能在视神经通过视神经管时产生"眼睛的隔室综合征"或视神经的水肿和缺血。

我们建议晶体溶液的使用量不超过 40 ml/kg,而不考虑手术的持续时间。如果需要额外的液体,应给予胶体如羟乙基淀粉(不超过 20 ml/kg),白蛋白或血液[9]。批评者指出,这项建议是教条主义的,并没有得到科学数据的支持[10]。虽然如此,但也应该承认,没有数据可以证明这一建议是错误的。使用如此大量晶体溶液的通常原因是保持合理的尿量和(或)支持血压。然而,尚未广泛认识到的是,在俯卧位时患者的尿量经常减少。为什么会发生这种情况机制尚未确定,但可能与腹腔综合征有关,导致肾脏低灌注。如果不给予大量晶体溶液,这种类型的手术中的患者可能会出现严重的肾功能不全或肾功能衰竭,但这一观点尚未得到研究或临床经验的证实。如果体积损失被胶体或血液充分替代,则坚持上述推荐的晶体溶液量不会导致患者出现严重的肾脏并发症。使用胶体可以更好地实现血压维持,因为它在血管内保持更长的时间。如果在充分的液体治疗后血压值低于预设目标,则应考虑使用较浅的麻醉和(或)使用升压药。

监测贫血

工作组建议在"高风险"患者中定期测量血红蛋白或血细胞比容,但没有特定值可以消除 ION 的发生。ION 可能在没有贫血症的情况下发生,但同样可能的是,贫血的存在可能会增加患者发展成 ION 的可能性。在登记处的研究中,最低的血细胞比容为(26 ± 5)%,这意味着一些患者的血细胞比容值<21%,这将使血液的携氧能力降低约 50%。我们建议对接受任何程度脊柱手术的患者进行血红蛋白或血细胞比容的定期术中测量,而不仅仅是那些被认为是"高风险"的患者。对于那些术前献血的患者,这种测量尤为重要。只有适量的失血和液体输注,血细胞比容可能会降低到远低于初始基线的值。从估计的失血量确定输血需求成为输血的可靠指南,过于主观,充满了错误。我们建议至少每 2 h 确定一次血细胞比容(或者如果失血量很大则应更频繁地确定),并且每当血细胞比容达到 26% 的最低点时就开始输血。虽然加拿大重症监护试验小组发现 7 g/dL 的输血触发(血细胞比容 21%)导致重症监护患者的结果比触发 10 g/dL(血细胞比容 30%)更好,但没有证据表明这些发现与俯卧位脊柱手术患者有关[11]。

研究的角色

虽然有人主张更多的研究来确定 ION 的病因和预防,但究竟应该进行哪些研究仍然是一个谜。工作组和登记处都没有提供任何研究建议。李等人[12]最近的研究表明,仔猪的视神经比大脑皮质更易受单纯贫血或合并低血压引起的缺血的影响。虽然这是一项有趣的研究,但它没有提供关于 ION 在人类中的病因学的线索。我们不知道人类是否也是如此,或俯卧位扮演的角色是什么,并且没有可以在人类中进行的伦理研究可以回答这些问题。最后，如果该机制是视神经和（或）眼眶水肿引起的眼室间隔综合征，李等人调查结果可能无关紧要。至少在可预见的未来，研究不能解决脊柱后路手术中 ION 的问题。

展望

为减少或消除 ION 唯一合理方法是为这些患者的护理设定一些最低指导方针，然后随着时间的推移将结果与历史优先级进行比较。我们提出的 10 项建议是：

防止 ION 的建议
1. 术前放置动脉导管
2. 使用保护眼睛、鼻子和下巴的头部固定器
3. 将头保持在心脏水平或以上的中立位置
4. 建立外科医生可接受的最低血压，平均>75 mmHg
5. 将控制性降压限制在解剖阶段，而不是器械阶段
6. 无论手术时间长短，均可将晶体溶液限制在 5 ml/(kg·h)，不超过 40 ml/kg
7. 如果需要额外液体，使用羟乙基淀粉（最高 20 ml/kg）、白蛋白或血液
8. 使用胶体、较浅的麻醉深度和（或）升压药来维持血压
9. 定期（每隔 2 h）、自体血输注者早期检查血细胞比容
10. 血细胞比容<26% 时考虑输血

虽然此列表中的所有建议都很重要，但对防止 ION 影响最大的是晶体溶液的限制。限制晶体溶液的使用量低于 40 ml/kg 有几个好处：① 它大大降低了头部和眼睛的细胞外液体积。② 它减少了静脉输液的总量，从而减轻了贫血的发生和严重程度。③ 它减少了术后气道水肿或肺水肿。这 10 项建议值得考虑、争论、修改和实施。除非麻醉界提出了一些可能影响结果的建议，否则什么都不会改变，ION 将继续以目前的速度发生。我们迫切需要制订有利于患者的新方法，最终目标是建立最低标准的护理。尝试这些建议是第一步。遵守所提供的建议是否减少或消除脊柱后路手术失明的发生率仍有待观

察,但它将有助于标准化护理并使这种并发症的未来分析更有意义。通过表明这是一种试验性疗法可以很容易地解决法医学的质疑,并且没有证据表明所提出的建议会降低 ION 的发生率或防止 ION 的发生。

参考文献

[1] Lehner AD. If my spine surgery went fine, why can't I see? Preoperative Visual Loss and Informed Consent. APFS Newsl. 2008; 23: 1 - 3.

[2] American Society of Anesthesiologists Task Force on Perioperative Blindness. Practice advisory for perioperative visual loss associated with spine surgery: a report by the American Society of Anesthesiologists Task Force on Perioperative Blindness. Anesthesiology. 2006; 104: 1319 - 1328.

[3] Lee LA, Roth S, Posner KL, Cheney FW, Caplan RA, Newman NJ, Domino KB. The American Society of Anesthesiologists Postoperative Visual Loss Registry: analysis of 93 spine surgery cases with postoperative visual loss. Anesthesiology. 2006; 105: 652 - 659.

[4] Patil CG, Lad EM, Lad SP, Ho C, Boakye M. Visual loss after spine surgery: a population-based study. Spine. 2008; 13: 1491 - 1496.

[5] Holy SE, Tsai JH, Mc Allister RK, Smith KH. Perioperative ischemic optic neuropathy. A case control analysis of 126, 666 surgical procedures at a single institution. Anesthesiology. 2009; 110: 246 - 253.

[6] Rubin DS, Parakati I, Lee LA, Moss HE, Joslin CE, Roth S. Perioperative visual loss in spine fusion surgery. Anesthesiology 2016; 125: 457 - 464.

[7] Valerie B, Newman NJ. Ischemic optic neuropathies. N Engl J Med. 2015; 372: 2428 - 2436.

[8] Todd MM. Goodnews. Butwhyistheincidenceofpostoperativeischemicopticneuropathy falling? Anesthesiology. 2016; 125: 445 - 458.

[9] Larson CP. Excessive crystalloid infusion may contribute to ischemic optic neuropathy. Anesthesiology. 2007; 106: 1249.

[10] Warner MA. In reply. Anesthesiology. 2007; 106: 1251.

[11] Hebert PC, Wells G, Blajchman MA, Marshall J, Martin C, Pagliarello G, Tweedale M, Schweitzer I, Yetisir E. A multicenter, randomized, controlled clinical trial of transfusion requirements in critical care. Transfusion Requirements in Critical Care Investigators, Canadian Critical Care Trials Group. N Engl J Med. 1999; 340: 409 - 417.

[12] Lee LA, Deem S, Glenny RW, Townsend I, Moulding J, An D, Treggiari MM, Lam A. Effects of anemia and hypotension on porcine optic nerve blood flow and oxygen delivery. Anesthesiology. 2008; 108: 864 - 872.

第十四章
连续椎管内麻醉：正在消失的艺术

椎管内麻醉仍然是麻醉实践中不可或缺的重要组成部分，但其使用很大程度上已演变为单一的注射程序。有一段时间，连续椎管内麻醉被广泛使用，但麻醉后永久性神经损伤的病例报道导致使用率缩减。病例涉及注射局部麻醉药，通常是通过置入蛛网膜下隙的导管注射无防腐剂的利多卡因[1]。据注射的药物在导管末端保持浓缩并引起神经损伤。结果，在大多数麻醉训练计划中不再教授连续椎管内麻醉，并且在大多数临床实践中已经过时。我们认为，在合适的患者中不能使用这项技术，对这个非常有用且安全的麻醉技术来说非常可惜。

患者的选择

60 岁以上的老年患者接受骨盆或下肢手术是连续椎管内麻醉的理想候选人。髋关节或膝关节置换手术，下肢创伤或血管手术是连续椎管内麻醉的最佳选择。患者年龄越大，益处越大。有什么好处？① 椎管内麻醉药将减轻损伤和(或)手术的疼痛，并为外科医生提供良好的肌肉松弛。② 连续技术将为手术提供持续麻醉。麻醉医生不必像单次注射那样猜测手术的可能持续时间。③ 注射局部麻醉药的总量远小于单次注射技术，因为注射的药物量可以滴定到恰好高于手术所需的镇痛平面。④ 相较于单次注射，其广泛的交感神经阻滞和低血压或其他并发症的可能性要小得多。⑤ 在手术期间通常不用或极少使用止痛药或镇静催眠药。如果患者一直处于疼痛状态，例如髋部骨折,一旦用连续椎管内麻醉缓解疼痛,患者通常会在整个手术过程中睡眠。

连续椎管内麻醉技术

　　进行连续椎管内麻醉的最大难点是让患者摆出合适体位。理想的体位是使患者侧卧并且手术侧向下或依赖于腿与头部朝向腹部弯曲。对于因骨折或创伤而疼痛的患者而言难度略大,可能需要使用低剂量的短效镇痛药,例如芬太尼或阿芬太尼以减轻疼痛。一旦患者就位,操作的其余部分就相对容易。

　　下一步是确定理想的间隙,通常是 L2～L3 或 L3～L4。打开标准成人硬膜外导管套件以供使用。一旦麻醉医生已经穿戴好衣服和手套,患者背部已消毒并覆盖好,局部麻醉就可以在所选择的间隙中进行大量注射。然后,麻醉医生将 19 号硬膜外针(例如胡贝尔斜口穿刺针)以略微头侧的角度插入间隙。由于骨刺或骨化,麻醉医生可能需要多次重新定位针甚至选择另一个间隙。一旦获得脑脊液,就在置入 20 号硬膜外导管之前注射少量起效快的局部麻醉药。如果导管在前进时触及神经,局部麻醉药将防止患者抽动或抱怨。导管的置入应超过针尖几厘米,并观察在移除针头之前有无脑脊液滴漏。如果导管不容易前进,建议将针头多置入 1 mm,以确保斜面完全处于蛛网膜下隙。而且,将针稍微旋转到一侧或另一侧可以便于置入导管。一旦导管牢固地固定和包扎好,患者就恢复到手术所需的体位。通常,通过导管推注的局部麻醉药量足以完成手术。

局部麻醉药的选择

　　可以选择任何局部麻醉药,但我们倾向于使用 5% 的利多卡因和 7.5% 的葡萄糖,因为它的重合度高,起效快,维持时间理想。它不含防腐剂,一旦置于蛛网膜下隙,可在 1～3 min 内产生镇痛作用。使用来自硬膜外包的无菌生理盐水或水(取决于所需的气压)在 2 ml 小瓶中稀释 1 ml 或 50 mg。制成每毫升含有 25 mg 利多卡因的浓度。通常 0.2 ml 或 5 mg 药物足以缓解导管置入和患者体位的不适,并将在 1～2 min 内提供镇痛。一旦手术进行,如果患者变得焦躁不安或抱怨疼痛,注射 0.2 ml,然后通过导管冲洗 0.5 ml 无菌生理盐水将在 2～3 min内恢复手术条件。对于大多数手术,利多卡因的总剂量将<50 mg。因为局部麻醉药可以按需给药,并且利多卡因的起效非常迅速,将肾上腺素添加到局部麻醉药中没有任何优势。在面部放置面罩或鼻导管在手术期间提供氧气。

在手术结束时,麻醉医生可以将导管留置用于术后镇痛。如果没有这样的治疗,或者因术后抗凝治疗而建议取出导管,我们建议在拔除之前通过导管注射 3～5 mg 无防腐剂吗啡(Duramorph)和芬太尼 100 mg 的混合物。对于大多数老年患者,镇痛将持续 18～24 h,满足他们的术后镇痛。

连续椎管内麻醉并发症

老年人使用连续椎管内麻醉技术的并发症很少。很少发生交感神经阻滞引起的低血压,因为局部麻醉药剂量很小且平面不足以引起任何明显的血管舒张。一旦建立了足够的阻滞,疼痛缓解通常导致患者在使用极少或没有镇静催眠药物的情况下睡眠。这种麻醉技术很少出现恶心和(或)呕吐、定向障碍、精神错乱、烦躁不安或好斗。总有人询问"用大号针穿过硬脑膜,患者是否会发生腰椎后路头痛?"答案是明确的"不"。老年人有足够的纤维化和支持组织保护大脑,以防止尽管脑脊液丢失也能避免大脑在颅内的任何移位。术后坐位或站立不会导致该人群出现脊髓性头痛。即使使用大号针,也很少发生新发的背痛。

一些研究者质疑利多卡因在椎管内麻醉中的应用,因为马尾神经综合征、短暂神经系统症状和使用后神经根病的报道。马尾综合征的病例与使用置入蛛网膜下隙的非常小的导管并注射高压利多卡因 5%[1] 相关。使用这里描述的技术,每次注射使用小剂量的利多卡因和大尺寸导管,患者术后发生马尾综合征的机会实际上是零。药物浓度不足以引起综合征。

注射利多卡因后,已有报道了短暂的神经系统症状和神经根病(臀部和腿部的疼痛和感觉迟钝),通常是单次注射[2,3]。据报道,这些并发症与注射到蛛网膜下隙的其他局部麻醉药有关，因此并发症并非利多卡因所独有。在一项研究[3]中，利多卡因的症状发生率高于使用丙胺卡因或丁哌卡因，但两项研究中所有使用利多卡因患者的症状在 48 h 内消失。一位研究者质疑肾上腺素是否可能导致与脊髓利多卡因相关的神经损伤，并建议它可能不应该使用[4]。

总结

对于选定的老年患者，连续椎管内麻醉是理想的、安全的和高效的麻醉方式。60 岁及以上接受髋关节或下肢手术的人是这项技术的理想人群。使用这种技术，麻醉引起的低血压很少，并且在手术期间对中枢神经系统镇痛药和抑制药物的需求是很少或零。同样地，很少发生术后因 19 号针穿刺硬脊膜引起的位置性头痛。不幸的是，由于在使用后临时或永久性神经损伤导致训练过程中很少有人教授，特别是当使用 5% 利多卡因来产生麻醉时。然而，据报道，通过标准硬膜外导管增加注射 5～10 mg 剂量 5% 利多卡因后并没有出现神经损伤。我们已经完成多例此类阻滞，没有任何术后神经损伤的证据。

参考文献

[1] Rigler M，Drasner K，Krejcie T，Yelich S，Scholnick F，DeFontes J，Bonher D. Cauda equina syndrome after continuous spinal anesthesia. Anesth Analg. 1991；72：275 - 281.

[2] Martinez-Bourio R，Arzuaga M，Quintana JM，Aguilera L，Aguirre J，Saez - Eguilaz JL，Arizaga A. Incidence of transient neurologic symptoms after hyperbaric subarachnoid anesthesia with 5% lidocaine and 5% prilocaine. Anesthesiology. 1998；88：624 - 628.

[3] Hampl KF，Heinzmann - Wiedmer S，Luginbuehl I，Harms C，Seeberger M，Schneider MC，Drasner K. Transient neurologic symptoms after spinal anesthesia：a lower incidence with prilocaine and bupivacaine than with lidocaine. Anesthesiology. 1998；88：629 - 633.

[4] Drasner K. Lidocaine spinal anesthesia：a vanishing therapeutic index? Anesthesiology. 1997；87：469 - 472.

第十五章
硬膜外麻醉：最佳技术

硬膜外麻醉是一种适用于胸部、腹部及下肢许多类型手术的很好的麻醉方式。在使用中，该麻醉方式可为患者、术者及麻醉医生提供许多优势。其中最重要的是，作为一种可持续的技术，该麻醉方式可为任何时长手术提供镇痛作用，并且可用于术后镇痛，其镇痛时间可根据患者意愿改变。根据注入硬膜外所选用的药物以及它们的容量和浓度，麻醉医生可提供镇痛、感觉或运动阻滞或腹部和四肢广泛区域阻滞，或胸、腹、腿某一特定区域阻滞。这些选择都在相关麻醉文献中描述过，不太明确的是实施硬膜外麻醉的理想技术。

实施硬膜外麻醉

硬膜外麻醉的最佳体位是坐位，因为这样使脊柱弯曲度最大化，可优化棘突间的空隙。次选体位是侧卧位，头膝最大限度地向腹部弯曲。L2～L3 或 L3～L4 是理想的穿刺间隙，但也可在 L4～L5 或 L5～S1 间隙穿刺，可采用正中入路或侧入路。在背部消毒完成和无菌覆盖下，麻醉医生在穿刺点注入一定剂量的 1%～2% 利多卡因，阻滞深层组织和皮肤。如果使用的局部麻醉药足量，接受操作的患者将不会感到疼痛或不舒服。用 19 号胡贝尔斜口穿刺针或相似的针从正中置入，尽量靠近所选间隙的上一棘突，并轻柔地将针向头侧置入。如果碰到骨组织，将针尖向间隙中心移，再继续轻柔地向头侧置入。如果仍不行，则将针向间隙底部移或换另一间隙。

一旦穿刺针牢固地安置在棘间韧带，那之后须慢慢地向前进入硬膜外隙

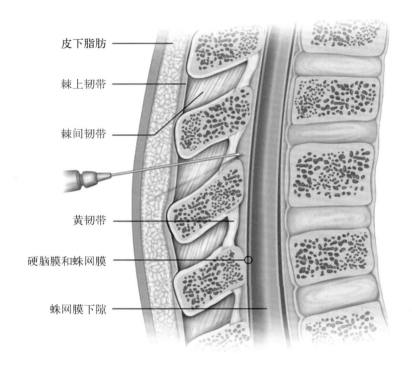

皮下脂肪

棘上韧带

棘间韧带

黄韧带

硬脑膜和蛛网膜

蛛网膜下隙

图 15 - 1　硬膜外注射穿刺针置入

（图 15 - 1）。有三种方法可检测穿刺针到达硬膜外隙：① "悬滴法"：在穿刺针中心放一滴无菌生理盐水或水。其原理是当穿刺针进入硬膜外隙时，腔内负压会将液滴吸入针芯。不幸的是该方法不是总能如愿起效，所以大部分医生已废弃该技术。② "阻力消失"：在 2 ml 或 5 ml 注射器，最好是玻璃制或低阻力塑料制注射器里吸入少量无菌生理盐水并留有小气泡。随着针尖缓慢地前进，推注射器检查气泡是否压缩或注射突然容易，如若此表示针尖进入硬膜外隙。这是最常用的技术，但我们认为这并不是完全可靠的。由于每次针尖前进后都推动注射器，所以完全有可能针尖会不经意间或无意中超过硬膜外隙，在测试时，针尖是在硬膜下或蛛网膜下隙而不是硬膜外。③ 我们强烈推荐该技术，它也使用 "阻力消失" 办法，但是更为可靠。与注射器里抽吸部分空气不同，该方法是用无菌生理盐水充满注射器，同时对注射器采用持续的正压缓慢向前进入椎体，而不是间断地正压测试注射器位置。当针尖在棘间韧带上时，注射器活塞不能再往里进，只要针尖进入到硬膜外隙，活塞会突然简单地向前进入，注射也会很容易。在针尖向前的过程中由于存在作用于非压缩性液体上的持续正压，针尖不可能意外地穿过硬膜外隙。此时，排空注射器液体，抽吸 1 mm 空气并在针碰到毂上时推注射器。如果针尖是完全进入硬膜外隙，空气会容易地进入腔内，如果没有，需轻柔地向前进入。

有时，放置硬膜外导管是困难，但这些原因不是操作者能估计到的。其中，轻柔地旋转针头 90°或 180°，或在放导管时缓慢进针。由于硬膜外隙是一个潜在的腔隙，建议在放置导管前注射一些液体，如局部麻醉药或盐水。当在腰椎区域操作时，我们建议在放置导管前注射至少 10 ml 液体，胸椎时为 3～5 ml。如果硬膜外操作用于手术和产科麻醉，注射器里液体应该是局部麻醉药。因为外科医生常常抱怨从麻醉起效到实施手术所需镇痛效果的时间长。如果起始麻醉药剂量从针管里给予而不是等到导管置入后才给予，那麻醉起效时间会缩短。局部麻醉药会在放置导管和操作完成时起效。同样的，在置管前注射 5～10 ml 液体进入硬膜外隙可以减少局部麻醉药沿狭窄通道分布产生区域阶段性阻滞，而不是覆盖导管置入水平的全硬膜外隙。

总结

硬膜外麻醉是一项出色的技术，可用于许多手术和产科操作。连续硬膜外技术为术后镇痛提供长时的止痛优势。硬膜外穿刺最佳的操作方式是"阻力消失"法，用小的、含液体的注射器，持续正压测试。使用此项技术，操作者不会越过硬膜外隙而意外地进入蛛网膜下隙。一旦进入硬膜外隙并且导管置入，建议在腰椎穿刺区域导管放置前注射至少 10 ml 无菌生理盐水或局部麻醉药，胸椎至少 5 ml。液体注射是硬膜外隙成了一个导管置入的真性腔隙，并且如果注射的液体全部进入导管，可通过通道注射防止导管打折或区域阶段性阻滞。

第十六章
一个有关火灾的问题：避免手术室火灾

引言

哦,不! 不要又来!! 不要另一个手术室又起火!!! 这怎么一直发生? 我们是一个很有经验的、技术发达的国家,仍然不能防止手术室火灾。为什么? 我们做错了什么? 虽然对手术室火灾已经有许多年的认识了,包括许多学术出版物,特别是麻醉镇痛期刊提过的火灾发生的多种情况,但火灾仍然会发生。因此,ASA 成立了手术室火灾的任务小组,其报道发布在了麻醉学杂志上[1]。像大多数演算一样,文章中所示的手术室火灾演示(图 16-1)对于人们来说是很复杂的并且难以记忆的。为了在危急时刻有用,演示应该粘贴在每个手术室的显眼位置,这也是 ASA 要求的。除了 ASA 发表内容,麻醉患者安全联盟(Anesthesia Patient Safety Foundation,APSF)也制备了关于预防和管理手术室火灾的小视频,可免费从 APSF 网站获取(www.APSF.org)。APSF 也制定了火灾预防演示(图 16-2)。两者内容是一致的,也是本章的要点。以下通过两个病例详细说明导致手术室火灾问题的类型。

【病例 1】

一名 84 岁女性患者,因鼻子病变去看皮肤科医生,医生认为是癌性的,建议手术治疗。患者既往高血压,长期口服苯磺酸氨氯地平 10 mg,每天 2 次。除此之外,她还有充血性心脏衰竭,虽然她无明显症状且双肺呼吸音清。她还

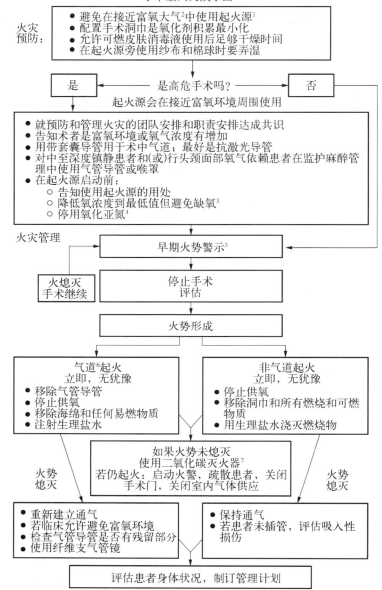

手术室火灾演示图

火灾
预防：
- 避免在接近富氧大气[2]中使用起火源[1]
- 配置手术洞巾是氧化剂积累最小化
- 允许可燃皮肤消毒液使用后足够干燥时间
- 在起火源旁使用纱布和棉球时要弄湿

| 是 | ← 是高危手术吗? → | 否 |

起火源会在接近富氧环境周围使用

- 就预防和管理火灾的团队安排和职责安排达成共识
- 告知术者是富氧环境或氧气浓度有增加
- 用带套囊导管用于术中气道；最好是抗激光导管
- 对中至深度镇静患者和(或)行头颈面部氧气依赖患者在监护麻醉管理中使用气管导管或喉罩
- 在起火源启动前：
  ○ 告知使用起火源的用处
  ○ 降低氧浓度到最低值但避免缺氧[3]
  ○ 停用氧化亚氮[4]

火灾管理

早期火势警示[5]

| 火熄灭 手术继续 | 停止手术 评估 |

火势形成

| 气道[6]起火 立即，无犹豫
- 移除气管导管
- 停止供氧
- 移除海绵和任何易燃物质
- 注射生理盐水 | 非气道起火 立即，无犹豫
- 停止供氧
- 移除洞巾和所有燃烧和可燃物质
- 用生理盐水浇灭燃烧物 |

火势
熄灭

如果火势未熄灭
使用二氧化碳灭火器[7]
若仍起火：启动火警，疏散患者，关闭手术门，关闭室内气体供应

火势
熄灭

| - 重新建立通气
- 若临床允许避免富氧环境
- 检查气管导管是否有残留部分
- 使用纤维支气管镜 | - 保持通气
- 若患者未插管，评估吸入性损伤 |

评估患者身体状况，制订管理计划

1. 起火源包括但不限于电外科、电烙术和激光。
2. 当室内空气水平升高和(或)存在氧化亚氮会形成富氧环境。
3. 在最小化供氧浓度后，在使用起火源前等待一会(1～2 min)。对于氧气依赖患者，降低辅助吸氧到最小值但避免缺氧。用脉搏氧饱和度仪检测血氧饱和度，若可行，检测吸入、呼出和(或)供氧浓度。
4. 停止使用氧化亚氮后，在使用起火源前等一会(1～3 min)。
5. 意外的闪光、火焰、烟雾或发热、不正常的声音(嘭，噼啪)、异味、洞巾意外的移动、洞巾或呼吸回路的变色、患者体动或主诉。
6. 演示图中，气道起火指气道内或呼吸回路的火
7. 若需要时使用二氧化碳灭火器。

图 16-1 ASA 建议的手术室火灾演示图。ASA 也推荐将该演示粘贴在每个手术室[1]。经 ASA 许可转载。

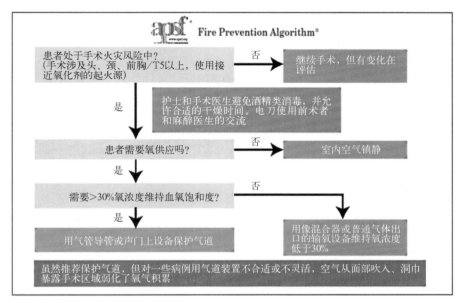

图 16 - 2　APSF 建议的火灾演示图

有冠状动脉疾病，并在几年前放置了支架。她走路或爬楼时未出现胸痛或气短。她还有椎管狭窄和脊椎前移，偶尔服用镇痛药。最后，她因摔倒导致右肩袖撕裂，以致她睡前服用镇痛药（羟考酮）。

在完善术前准备后，医生安排其在门诊行鼻子病变切除术。手术计划在监护麻醉管理下用电刀切除病变。麻醉医生应用了所有监护并予氧流量 5 L/min 鼻导管吸氧。手术开始前，麻醉医生予咪达唑仑 2 mg 和芬太尼 100 mg。手术开始不久，患者就诉不舒服，所以麻醉医生再次给予了之前剂量的药物。手术切除了鼻部病变并用电凝刀止血。病变送至病理科检验回报该病变边缘不清，建议扩大切除。医生再次取样，烧灼止血，不久外科医生注意到无菌单下有火焰，他立刻移除铺巾发现鼻导管软管正在燃烧。麻醉医生马上关闭氧气拿开鼻导管。在拿开燃烧的洞巾时，氧管碰到患者右肩造成另一烧伤。

术后，该患者形成鼻、脸、颈、肩的二度烧伤。清洗受伤处后用磺胺嘧啶银覆盖，并将她收住入院，之后 1 周烧伤处逐渐愈合。再接下来几周，患者形成了鼻腔狭窄，需手术治疗。受伤出院后 1 个月她仍持续抱怨鼻子呼吸困难和口面部疼痛。1 年后，面部表情变得可以接受了。

【病例 2】

　　一名 74 岁女性患者因双侧眼睑下垂影响视力，计划行双侧眼睑成形术来提升眼睑。患者既往心肌梗死史 12 年，已放置支架；高血压，服用氯沙坦和氢氯噻嗪；中度主动脉瓣反流，未治疗；高胆固醇血症，服用阿伐他汀。术前患者接受了心内科医生会诊，会诊结果为：因患者无胸痛、气短或其他症状，心脏彩超无明显异常，心电图正常，空气下血氧饱和度 94% 等，所以该患者术后心胸并发症风险属低危。

　　手术于早上在门诊手术中心实施，手术医生说他会用电刀止血，同时希望术后患者适当清醒，这样就可以使患者坐起，以便他检查是否需要额外的肌肉切除来矫正下垂。麻醉计划在眼睑上行局部麻醉，辅助轻度镇静监护麻醉管理。麻醉医生坚持使用面罩而不是鼻导管提供更好的供氧。并且倾斜面罩边缘以免影响手术区域，调节氧流量为 4～5 L/min 并给予苯海拉明 25 mg 和氢吗啡酮 1 mg 静脉注射。

　　右眼睑手术持续了 45 min，然后开始左眼睑。之后手术医生很快看到火花和洞巾燃烧，他马上掀开洞巾看到面罩和氧气导管着火。麻醉医生关闭氧流量，倾倒无菌水擦拭患者面部。随即呼叫整形外科医生到手术室，诊断患者面部、鼻子、眼睑和颈部二度到三度烧伤。麻醉医生考虑到有气道烧伤，所以给予丙泊酚 80 mg，罗库溴铵 40 mg 行气管插管。呼吸内科医生到手术室行纤维支气管镜检查，未发现喉部、气管或支气管的损伤。用药膏覆盖烧伤部位，并将患者转至重症监护治疗病房。第二天拔除了气管导管，4 d 后转至了烧伤中心并留院观察了几周，在此期间行多次外科手术修复瘢痕组织形成，但她的左眼将一直失明。

医院和手术室火灾

　　我们对医院火灾有多少了解？每年有超过 2 000 家医院发生火灾，其中约 30 起发生在手术室。但是由于缺乏中心报告机制，结果的准确性受到质疑。

因为公众认为这种事情是惊人的，所以几乎每个医院火灾都吸引了当地媒体的关注，并且法律顾问几乎都会立即介入。他们认为患者的护理是由手术室团队专门负责的；意外烧伤是粗心大意造成的；手术室火灾可以避免的；火灾会造成严重的损毁或死亡。

大约 65% 的手术室火灾危害到患者面部、颈部或肩部，就像以上两个病例所诉，只有大约 35% 在肩部以下。起火有三个要素：热源、燃料源、氧化剂。手术室有很多热源，包括电刀（单极的或双极的）、手持设备（超声刀、激光和光纤灯）等。所有这些设备都能着火或作为热源。尽管人们认为双极电刀比单极的更安全，因为双极电刀的电流是在两个极尖传导而不是从地极发射的，但却没有证据证明这一结论。同样的，手术室也有许多燃料源，如患者的头发或胡须、手术单、外套帽子和含酒精的消毒液等。虽然空气中含 21% 氧气可促燃，但却很少导致术中火灾。

控制氧化剂是预防手术室火灾重要的一步。如果吸氧是必需的，那么强烈建议气管插管并使套囊充满以封闭气道。如果要在气道周围操作，请用潮湿的纱布覆盖患者面部和嘴部。大部分患者不需要持续的吸氧，患者吸入空气使血氧饱和度逐渐降至 90%～92% 是无害的。但一旦到了 90%，在燃烧源去除条件下，可通过面罩、鼻导管或气管导管给予 6～8 L/min 氧气，与此同时，可实施控制通气或嘱患者用力深呼吸直到血氧饱和度回到可接受范围（高于 97%）。之后可关闭氧源，几分钟后手术医生可继续使用热源。麻醉医生之后可重新通过气管导管、面罩或鼻导管供氧。有这个方法帮助，在使用热源情况下很少需要持续供氧。因为没有证据证明鼻导管比面罩给氧更安全或更危险，所以都可以使用。在面部手术中，外科医生更喜欢鼻导管。同样也没有证据表明面周或手术单下持续吸引或真空抽吸可给患者带来更多的安全。声门或气管扩张激光手术通常都在全身麻醉下实施，手术医生经常会取出并重新插入气管导管很多次。麻醉医生很有必要在导管移动和激光治疗前关闭氧源提供空气。一旦血氧饱和度到不可接受的数值，重插导管，并用盐水充满套囊，继续机械通气。这种重复的循环可在全身麻醉或监护麻醉管理下反复很多次。重要的事是手术医生和麻醉医生保持交流以便双方都知道何时氧气供应，何时使用热源。这样可消除吸氧时致热源应用的机会。

分析

根据上述信息，我们来看看这两个病例发生了什么。第一个患者因为肩袖撕裂既有慢性背痛，又有急性肩部疼痛，因此，她不可能在手术台上长时间平躺还不抱怨也不动的。轻微的镇静加上潜在的疼痛可能会使她变得不受约束和不合作。足够的镇静镇痛又可能会使她通气不足，进而发展为低氧血症及对深呼吸指令无反应。术前意识到这点，可能术中行气管插管、充满气管套囊、面部覆盖湿盐水纱布或毛巾、吸入空气让氧浓度（$FiO_2 < 0.3$）不管在机械通气或自主呼吸下都尽可能以维持合适的血氧饱和度为宜。此外，若行监护麻醉管理，那么必须关闭氧源，在电灼的时候使用空气。即使氧流量低，高浓度的氧也是危险的。

第二个患者的麻醉医生太过于关注患者 12 年前的心肌梗死史以致未意识到并不需要使该患者血氧饱和度达 100%。术前访视明确表示患者心功能较好且稳定。用特制面罩而不是鼻导管并没有提供防火的保护，事实上，由于面罩无效腔还造成了氧气向空气缓慢的转化。麻醉医生应该用空气作吸入气体，并只在血氧饱和度降至 92% 以下时使用纯氧，同时停用电刀电灼。两名麻醉医生都疏忽了和手术医生保持沟通以致使他们未将引火源和氧化剂同时使用的行为关联。这是在所谓"手术暂停"期间须明确建立的事情，特别是在激光治疗开始前要再次评估。

ASA 建议

ASA 发布了很多建议来预防火灾和处理会发生的火灾。关键的一点是通过至少一年一次的消防安全和消防演习讲座对手术室人员进行火灾发生可能的教育。

手术室人员教育
定期举行消防安全教育
定期举行消防安全演习
熟知灭火器位置
每个手术室粘贴消防演示图

消防部门的教育者应经常举行讲座，并辅以熟知各手术间灭火器位置和患者、工作人员逃生线路的具体手术室人员的教育。虽然有多种灭火器可用，但大部分科室偏向二氧化碳灭火器，因为其可盖住火焰防止再燃。除此之外，二氧化碳是冷的，不会伤及患者，并且可靠性强、经济实惠，不会损坏手术室贵重电子设备或放射仪器。为了随时可用，灭火器应放置于手术室或走道统一位置。

预防的关键是避免手术室火灾。其中重要一步是在"手术暂停"期间想到起火的可能性，并在全体人员中讨论如何避免此类事件（图 16 - 3）。在"激光手术暂停"期间尤为重要，因为激光手术时会出现一些特殊问题。激

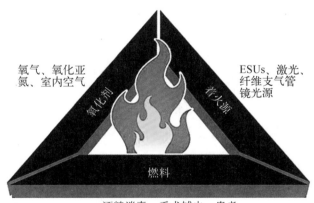

图 16 - 3 预防火灾。"手术暂停"时要评估起火的风险。如果计划进行激光手术，应回顾"暂停"期间的全部特殊建议。告知每个手术人员都有责任预防火灾，如果对将要做或正在做的事有任何疑问，都应大声说出来。在高风险病例中，安排专人预防火灾。www.fda.gov/preventingsurgicalfires

光导管所在位置周围要有湿毛巾覆盖，导管套囊要用水充满，输送的气体要是最低浓度的空气或无纯氧，激光使用前和使用中外科医生和麻醉医生要保持沟通。ASA 认为，手术室中每个人员都有责任在有可能发生火灾时大声说出自己的想法，以避免意外的发生。着火风险高的地方，手术室每个人都应分配特定的任务，合理的安排会提高应对火灾的效率。

一旦火灾真的发生了，其管理关乎患者及工作人员损伤的严重程度。麻醉医生第一步要做的就是关闭氧源。如果起火点在气道内，气管导管、喉罩、鼻导管或口咽通气道应立即移除。

火灾发生时做什么

关闭氧源停止手术

移除患者身上燃烧物；移除燃烧的气道物品（喉罩、气管导管）

用无菌水或湿毛巾熄灭患者身上火焰

使用灭火器；启动火灾报警；寻求帮助

为患者进行即刻的医疗护理

隔离所有起火物质

检查气管导管以确保它是完整的

尽快向各方汇报情况，以确保对事件的记忆完整

通知消防队长和监管机构（卫生部门，职业安全与健康部门等）

重新复习手术室火灾预防/管理政策

手术医生应停止手术并快速移除所用铺巾。如果患者有任何部位烧伤，都应向起火处倒无菌生理盐水或清水或用灭火器灭火。一旦火焰熄灭，用湿的、无菌的毛巾覆盖。若火势仍继续，应启动火灾报警并求救。

一旦紧急处置结束，下一步应对受伤患者提供医疗护理。若有任何疑似伤及气道的情况，应行气管插管并用纤维支气管镜评估气道损伤情况。依据烧伤的类型和位置，呼叫相应科室的医务人员到场评估并制订治疗方案。

接下来弄清楚到底发生了什么，为什么着火，应做什么预防其再发是非常重要的。在之前的步骤中经常遗忘的是隔离患者烧伤处或周围的所有物品。

无论使用何种气道设备都应仔细检查确保所有部分都是完整的。所有火灾发生在场的人员都应是见证者，从各自角度回顾事情发生过程。这最好以小组形式举行，这样参与者就可以分享他们所记得的事情，增强或理清个人对所发生事情的印象。所诉内容应详细记录。医院管理人员、法律顾问应立即通知保安局局长，以便保安局能尽快处理调查。在许多地方，也要求医院通知国家卫生机构、职业安全与健康和卫生服务部门。最后，医院医疗行政人员应该检查他们的政策和措施以确定现存政策是否需要有新的改变。

总结

这章的重要内容可总结为以下四句话：

1. 预防是关键；应意识到手术室火灾真的会发生。

2. 所有手术室人员的警觉性是必要的。

3. 所有手术室人员保持沟通，尤其是手术医生和麻醉医生。

4. 使用空气通气是理想的，在混合吸入气体时尽可能避免增加氧气或氧化亚氮。

参考文献

[1] American Society of Anesthesiologists Task Force on Operating Room Fires. Practice advisory for the prevention and management of operating room fires. A report by the American Society of Anesthesiologists Task Force on Operating Room Fires. Anesthesiology. 2008;108: 786－801.

第十七章
张力性气胸

张力性气胸是一种相对罕见的疾病,当其发生时很少能够迅速地被诊断和治疗。院内麻醉医生通常是第一反应者,因为该疾病可能引起急性呼吸或循环功能不全。因此,麻醉医生必须意识到气胸的情况,如何诊断和怎样提供治疗。

【病例1】

一名52岁女性患者在全身麻醉下行诊断性右颈部淋巴结活检。麻醉包括丙泊酚诱导,用七氟醚、氧化亚氮和氧气的混合气体通过喉罩自主呼吸下维持。在30 min手术结束时患者移除了喉罩并经历了短时期的喉痉挛,通过在喉痉挛切口双向正压通气得到改善(见第五章)。之后患者转运至恢复室,完全清醒、有意识、对答反应和呼吸正常并可轻松地深呼吸。30 min后,该患者对恢复室护士说她觉得呼吸困难,护士进行了肺部听诊但未闻及异常。患者的呼吸频率从10次/min增快到18次/min,空气下血氧饱和度97%,但并未诉任何疼痛,所以护士认为是患者焦虑所致。10 min后患者再次诉说气短,所以护士呼叫了手术医生。当医生到达时,他观察到空气下患者血氧饱和度为94%,呼吸频率24次/min,呼吸音似乎有点弱,但双肺对称。医生给予患者氧流量2 L/min面罩通气并安排了胸片检查,呼叫麻醉医生来提供评估。

当麻醉医生到达时,他注意到患者有明显的呼吸困难,面罩吸氧下血氧饱和度82%,且双肺呼吸音弱。几分钟后患者出现意识障碍且血压下降至52/37 mmHg,脉搏122次/min。麻醉医生立即拿20号穿刺针连接5 ml注射器刺入患者右第二肋间隙胸腔,注射器的活塞飞了出来,撞到天花板上,在天花板上打了个凹痕。之后患者清醒,血压上升至105/65 mmHg,深呼吸后血氧饱和度升至 93％。胸片显示纵隔气肿，右胸腔残留空气，放置了右侧胸腔引流管。再次胸片显示左肺正常并右肺完全膨胀。第二天拔出胸管患者出院。

【病例 2】

一名 73 岁男性，既往长期吸烟史，在全身麻醉下行急诊胆囊切除术。手术时间约 90 min，麻醉平稳。在恢复室，患者麻醉苏醒并诉伤口疼，给予静脉注射 2 mg 吗啡但疼痛没有缓解。之后 1 h 陆续给予 2 mg 吗啡至总量 8 mg。又过了 1 h，患者血压从 165/78 mmHg 突然降至 85/52 mmHg，脉搏升至 118 次/min，恢复室护士马上呼叫麻醉医生。患者在氧流量 4 L/min 下面罩通气，血氧饱和度从 94％降至 77％。麻醉医生马上拿呼吸气囊给患者面罩加压通气，但通气困难。与此同时要求进行胸部 X 线检查，并快速听诊患者双肺。患者全胸呼吸音减弱，以左肺更明显，之后血压降至 51/39 mmHg。麻醉医生立即用 18 号穿刺针连接 2 ml 注射器在左第三肋间隙前胸穿刺，注射器活塞被弹飞，空气从空针中释放，发出嘶嘶声。患者血压上升，气囊通气变得容易了。胸片显示左肺部分扩张，右肺完全膨胀，双肺均有肺大泡。在患者左胸放置胸管，之后几天患者平稳康复。

分析

这两个病例明确了一些张力性气胸的诊断管理要点。其中重要的一点是表现出来的体征和（或）症状本质上是多种多样的。病例 1 中，患者的起始症状是气短或呼吸困难，病例 2 中却没有明显表现，主要体征是循环系统的。无论何时患者症状和（或）体征发展为呼吸或循环功能不全，或都有，均应立即意识到可能是张力性气胸。如果麻醉医生没想起这个诊断，那极有可能会对患者实施错误的诊疗。

是什么造成这两个病例发生张力性气胸的？病例 1 中的原因是空气从切口吸入纵隔，并进入右侧胸腔。喉痉挛产生的短暂部分气道阻塞形成了一个高于正常的吸气负压，使从切口进入的气体增加。病例 2 中的原因是肺大泡的破裂，可能是自发破裂，也可能是术中正压通气造成的。

张力性气胸诊断的第一且最重要的一步是发现患者出现的突然、未预料到的呼吸和(或)循环功能不全。一旦怀疑，麻醉医生应该进行双肺听诊，尽管通常很难分辨出两肺之间呼吸音强度的一些可察觉的差异。医生可以触摸颈部判断气管有无偏移，虽然效果也不好。麻醉医生应立即要求胸部X线确认诊断。在等待胸片时必须留意一些注意事项。最重要的是麻醉医生不能离开患者，张力性气胸患者的生命体征会很快地从平稳变为呼吸或循环衰竭。第二，如果患者血氧饱和度下降迅速，应尝试正压通气。那问题来了："气道阻塞或张力性气胸会导致呼吸困难吗？"尝试正压通气可能是一种有益的验证性测试。用气囊-面罩或喉罩气囊，在任何一种情况下都可能需要很高的气道压力来实现肺容量的显著增加。若在呼气相，作为一股压缩气体，呼出气快速从鼻/口排出，这就证明肺里面的气体处于高压状态，从而诊断张力性气胸。第三，如果发生严重循环衰竭，麻醉医生必须准备好胸腔穿刺。用带20号或18号的2 ml或5 ml注射器在疑似气胸侧腋前线第2～4肋间隙穿刺(图17-1)。

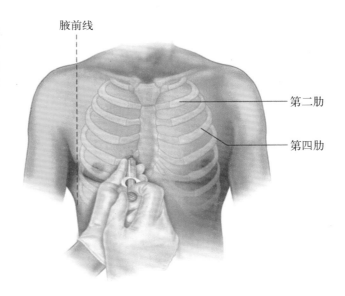

图 17-1　张力性气胸穿刺减压。穿刺点在腋前线第2～4肋间隙。针和注射器应垂直于皮肤表面

腋前线

第二肋

第四肋

如果吸气相未检测到气体，那么应在另一侧行同样的操作。误诊哪一侧的肺被压缩是无关紧要的，因为一旦气胸得到减压，胸管可放在那一侧。如果有同事在场，最好让他行桡动脉穿刺以监测血压和血气。一旦肺扩张，那生命体征就会迅速恢复正常，除非诊断耗时较长或患者有与气胸无关的呼吸或心血管疾病。

第十八章
血气分析要点

在对心脏停搏的患者进行心肺复苏术时,麻醉医生请一位同事行动脉穿刺置入动脉导管,并抽血进行血气分析。此后,得到分析结果,显示动脉血氧分压(PaO_2)值为 51 mmHg。麻醉医生对助手说:"你一定是采集了一份静脉血样本。"助手很肯定地说这是一份动脉血样本。他是对的,但他怎么能如此肯定? 答案就在下面的分析中。

假设血气分析结果是在一个大气压或 760 mmHg 的气体分压下,从一个正常、健康、呼吸空气的患者身上获得(表 18 - 1)。

当动脉血通过血液循环进入静脉系统时,PaO_2 平均从 100 mmHg 降低至 40 mmHg,减少了 60 mmHg。与此同时,$PaCO_2$ 平均从 40 mmHg 增加到 46 mmHg,增加了 6 mmHg。由温度决定的水汽压(47 mmHg,37℃)保持不变,因为血液的温度不会在运输过程中发生变化。动静脉血液中氮分压仍然是一样的,因为氮的激发浓度没有改变而且组织在大气压强下仍然保持氮平衡,所以没有吸收。动脉血中所有气体的总压力为 760 mmHg,但在静脉血中只有706 mmHg,减少了 54 mmHg。

现在假设血气分析结果是从同一个患者身上获得的,并且除了仅改变患者呼吸纯氧这个条件,其他条件都相同(表 18 - 2)。

首先,我们注意到 $PaCO_2$ 和水汽分压不会因为呼吸纯氧而改变。发生改变的是氧气和氮气的压力。由于氮气是一种极难溶解的气体,所以通过非再呼吸系统将氮分压降低到零是很容易的。如果总压强保持在一个大气压下,那么在动脉血氧的浓度必须增加到 673 mmHg。然而,在临床实践中,它并没有达到这个值,因为循环中存在右到左的分流(例如心最小静脉)。对于 PaO_2

表 18 - 1　在一个大气压下，吸入空气患者动静脉血液中的气体分压

动脉血（mmHg）		静脉血（mmHg）	
PaO$_2$	100	PvO$_2$	40
PaCO$_2$	40	PvCO$_2$	46
水汽分压	47	水汽分压	47
氮气分压	573	氮气分压	573
总分压	760	总分压	760

♯注意静脉血中的负压

表 18 - 2　在一个大气压下，吸入 100％纯氧患者动静脉血液中的气体分压

动脉血（mmHg）		静脉血（mmHg）	
PaO$_2$	673	PvO$_2$	40
PaCO$_2$	40	PvCO$_2$	46
水汽分压	47	水汽分压	47
氮气分压	0	氮气分压	0
总分压	760	总分压	133

♯注意吸入纯氧时静脉血中的负压显著增加

更具现实价值的值是 550 mmHg 的范围内。虽然呼吸纯氧会增加血液中氧的溶解度，从 0.2 ml/100 ml 血浆到 2 ml/100 ml 血浆，但这不足以显著增加静脉血氧的张力。静脉血氧分压（PvO$_2$）可能会略高于 40 mmHg，但不会达到 50 mmHg。

　　这个分析证明了两个原则。首先，静脉系统中所有气体的总压力略小于一个大气压。也就是说，静脉血液总是处于轻微的负总气体压力之下。当患者呼吸纯氧时，动脉和静脉系统的总气体压力的差异被明显夸大了。动脉系统的总气压保持在 760 mmHg 左右，而静脉系统的总气压在 135～140 mmHg范围内。这个分析也回答了在前文中提到的病例问题中为什么助手断言那是一个动脉样本是正确的。即使在循环很好的情况下，也很难获得 PvO$_2$ 为 51 mmHg 的样本，并且还在一个正在进行心肺复苏的患者中，肯定

是不可能的。在患者静脉抽血之前，用力拍打覆盖静脉的皮肤（使局部静脉血液发生动脉化），在一定程度上增加静脉血氧的浓度是有可能的，但是这种操作引起的氧变化是有限的且不可预测的。这一分析还表明了在抽取血样时应尽可能快地密封血液样本，以防止由于样本处于负压之下从空气中吸收氧气和氮气而影响结果的重要性。

第十九章
预给氧

在考虑预给氧问题时,出现了几个疑问。首先,"什么是预给氧?"预给氧其实就是通过氧气从身体中除去氮。其次,"预给氧和脱氮是一样的吗?"答案不完全是。预给氧时,氧气是唯一的物质,而脱氮则是用氧气和另一种气体结合在一起的,通常是 50%～60%氧化亚氮。最后,"对于一般的患者来说,需要去除多少氮来完成预给氧?"根据与氮所在位置有关的某些假设,可以合理地计算出该值。

人体中含氮量最多的地方位于肺里。假设 4 L 的功能余气量并且肺内充满了含 79%氮气的空气,氮的含量应该为 3 160 ml。在 37℃,一个大气压(760 mmHg)下,氮在血浆中的溶解度为 1.28 ml/100 ml。如果我们假设血容量为 5 L,血细胞比容为 40,那么在正常体温和大气压力下,血浆中的氮含量将是 3 000 ml × 1.28 ml/100 或 384 ml。鼻窦、中耳和肠道有少量的空气,确切的量取决于患者的体型和吞咽的空气情况而不同,但是总量不会超过 20～30 ml。肠道内的大部分气体都是以甲烷、二氧化碳和氢气的形式存在的。所以,可去除氮的总量在普通患者中<4 L,其中 90%在肺里。

"在患者的预给氧过程中,麻醉医生必须做些什么才能最大限度地提高效率?"[1]。一项必不可少的操作是将氧气最大限度地从机器输送到患者体内。没有理由不使用 10 L/min 的流量,这是现代大多数气体机器的最大计量流量。高流量的基本原理并不是要取代肺里的氮,而更重要的是替换麻醉回路中的氮,其体积在 7～8 L 的范围内。另一个重要的操作是将面罩最大化地罩住患者的面部以防止外部空气的吸入。通常,这一点难以实现,简单举几个例子,因为有些患者可能存在幽闭恐惧症,缺齿状态,面部毛发,或者是畸形的面部结构。第三项操作是让患者做深呼吸，这在理论上会加速肺部的气体交换。然而，深呼吸会产生更高的跨面罩压力（面具内部和外部的压力差），如果有任何面罩泄漏，就会促进空气进入。由于面罩泄漏是很常见的，所以让患者进行正常容量的呼吸是更明智的选择，这将使面罩的压力保持在 0.098 kPa 或更低的水平。

"麻醉医生是如何知道患者何时获得最大的预给氧的？"一般情况下，大多数麻醉医生在呼末氧浓度达到 80％ 的时候继续进行麻醉。"为什么不试着达到 100％ 的呼末氧浓度呢？"因为有两个原因，不可能达到 100％ 的呼末氧浓度。首先，在呼出气体混合物中有二氧化碳。如果呼出的二氧化碳在 $35\sim40$ mmHg 的正常范围内，那就代表大约 5％ 的呼出气体浓度在 760 mmHg。其次，在吸入氧气的同时，患者正在消耗氧气。如果吸入氧浓度是 21％，那么平均呼出的氧气浓度是 15.5％，或者因为氧的摄取而减少了 5.5％。因此，在最好的情况下，在预给氧过程中达到的最高的呼末氧浓度是 89％～90％。麻醉医生可以通过增加患者的初始通气量加速预给氧过程，从而增加了潮气量，并在面罩下保持正压。

"假设进行最大的预给氧，在患者的血氧饱和度下降到 90％（大多数麻醉医生都不会让它降低在此之下的值）之前，它能提供多少时间？"答案是，这取决于具体情况。在大约 2 min 的呼吸暂停后，正常的健康成人在空气下血氧饱和度将会下降到 90％。研究表明，如果是同一患者在预给氧的情况下，血氧饱和度将保持在 90％ 以上 8～10 min。肥胖患者，由于心输出量较高，肺容量减少，以及胸部和腹部的压力导致的压迫性萎缩，导致血液右向左分流，该时间缩短为 2～3 min。在麻醉诱导过程中，将肥胖患者置于半坐位的位置将会延长呼吸暂停导致血氧饱和度下降的时间。在肺疾病患者中，停止预给氧到血氧饱和度下降的时间可能只有 1 min 或更少。

参考文献

[1] Edmark L，Kostova - Aherdan K，Enlund M，Hedenstierna G. Optimal oxygen concentration during induction of general anesthesia. Anesthesiology. 2003；98：28 - 33.

第二十章
扩散性缺氧

在临床麻醉中,扩散性缺氧是一项鲜为人知的事件。它只发生在一种情况下,只有当患者同时呼吸两种相对不溶性的气体且两者都是高浓度时[1]。例如,假设一个患者吸入60%氧化亚氮作为标准麻醉技术的一部分,在麻醉结束后立即允许室内空气,其中包含79%的氮气。当患者吸气时,氮气进入肺部,但由于其为不溶性,不会以任何明显的量进入肺部的血流。同时,氧化亚氮也为不溶性,但比氮气更不溶解,它会离开肺血,进入肺泡,然后呼出。如果氧化亚氮和氮气具有相同的溶解度,那么在肺泡间就会有分子交换,而扩散性缺氧不会发生。然而,由于氮气比氧化亚氮更易溶解,所以肺里气体的分子交换是不均匀的。氮气倾向于停留在肺泡里,氧化亚氮继续从血液流向肺泡。因此,这两种不溶性气体聚集在肺中从而降低了氧气的浓度导致短暂的扩散性缺氧(图 20 - 1)[1]。如果其中一种气体是高浓度的氦,同样的事件也会发生。为了避免这个问题发生,麻醉医生在从氧化亚氮(或氦)过渡到室内空气之

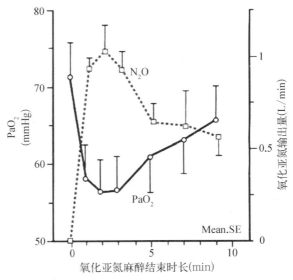

图 20 - 1 在0时刻,吸入气体由21%氧气和79%的氧化亚氮变成21%氧气和79%氮气,随后,动脉血氧随着氧化亚氮的排出而下降[1]

前，应该始终保持高浓度的氧气。

参考文献

［1］Sheffer L，Steffenson JL，Birch AA. Nitrous oxide-induced diffusion hypoxia in patients breathing spontaneously. Anesthesiology. 1972；37：436－439.